Qual o tempo do cuidado?
HUMANIZANDO OS CUIDADOS DE ENFERMAGEM

Maria Júlia Paes da Silva
(org.)

Qual o tempo do cuidado?
HUMANIZANDO OS CUIDADOS DE ENFERMAGEM

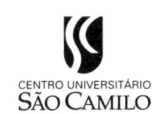

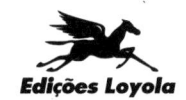

CENTRO UNIVERSITÁRIO
SÃO CAMILO

Edições Loyola

Dados Internacionais de Catalogação na Publicação (CIP)
(Câmara Brasileira do Livro, SP, Brasil)

Qual o tempo do cuidado? : humanizando os cuidados de enfermagem / organização Maria Júlia Paes da Silva. -- São Paulo : Centro Universitário São Camilo : Loyola, 2004.

Apresentação: Leocir Pessini
ISBN 85.15.0299-7

1. Cuidados de enfermagem 2. Humanismo I. Silva, Maria Júlia Paes da II. Título

CDD : 610.7301

Índice para catálogo sistemático

Preparação: Maurício B. Leal
Diagramação: Flávio Santana
Revisão: Rita de C. Lopes e Sandra G. Custódio

Centro Universitário São Camilo
Av. Nazaré, 1501 – Ipiranga
04263-200 – São Paulo, SP
(11) 6169-4066/0800-17-8585
http://www.scamilo.edu.br
e-mail: publica@scamilo.edu.br

Edições Loyola
Rua 1822 nº 347 – Ipiranga
04216-000 São Paulo, SP
Caixa Postal 42.335 – 04218-970 – São Paulo, SP
(11) 6914-1922
(11) 6163-4275
Home page e vendas: www.loyola.com.br
Editorial: loyola@loyola.com.br
Vendas: vendas@loyola.com.br

Todos os direitos reservados. Nenhuma parte desta obra pode ser reproduzida ou transmitida por qualquer forma e/ou quaisquer meios (eletrônico ou mecânico, incluindo fotocópia e gravação) ou arquivada em qualquer sistema ou banco de dados sem permissão escrita da Editora.

ISBN: 85-15-02998-7

2ª edição: agosto de 2006

© EDIÇÕES LOYOLA, São Paulo, Brasil, 2004

Sobre os autores

MARIA JÚLIA PAES DA SILVA (ORG.)
Enfermeira. Professora Titular do Departamento de Enfermagem Médico-Cirúrgica da Escola de Enfermagem da USP. Doutora em Comunicação pela USP. Coordenadora da disciplina de Pós-graduação "A Comunicação na Saúde do Adulto I". Autora dos livros: *Educação continuada para o pessoal de Enfermagem, Comunicação tem remédio — Comunicação nas relações interpessoais em saúde, O amor é o caminho — Maneiras de cuidar, Florais — uma alternativa saudável, Obrigada, filha.* <juliaps@usp.br>

ADRIANA APARECIDA DE FARIA LIMA
Enfermeira. Mestranda em Bioética do Centro Universitário São Camilo. Enfermeira da Organização de Procura de Órgãos (OPO) da Santa Casa da Misericórdia, de São Paulo, e docente do Centro Universitário São Camilo. <adrianafarialima@uol.com.br>

ALESSANDRA BARADEL
Enfermeira. Mestranda da Escola de Enfermagem da USP. Especialista em Emergência/UNIFESP. Enfermeira assistencial no Hospital Samaritano e no resgate SAMU-SP. <alebaradel@hotmail.com>

Ana Cláudia Giesbrecht Puggina
: Enfermeira. Mestranda da Escola de Enfermagem da USP. Bolsista FAPESP. <claudiapuggina@hotmail.com>

Cândida Márcia de Brito
: Enfermeira. Mestranda do Departamento de Enfermagem da UNICAMP. Enfermeira da UTI do Hospital Sírio Libanês. <candidamarcia@terra.com.br>

Fanny Sarfati Kosminsky
: Enfermeira. Mestranda da Escola de Enfermagem da USP. <fannysarfati@yahoo.com.br>

Gabriela Rodrigues Zinn
: Enfermeira assistencial da UTI do Hospital Universitário da USP. Especialista em Enfermagem Gerontológica. <gabizinn@yahoo.com.br>

Graziele Menzani
: Enfermeira. Mestranda da Escola de Enfermagem da USP. <menzani@itelefônica.com.br>

Lígia Fahl Kemmer
: Enfermeira. Doutoranda da Escola de Enfermagem da USP. Professora da Universidade Estadual de Londrina (UEL). <ligia@fahl.com.br>

Márcia Maria Giglio de Almeida
: Enfermeira. Mestranda da Escola de Enfermagem da USP. <marciagiglio@hotmail.com>

Márcia Regina S. S. Barbosa Mendes
: Enfermeira. Doutoranda da UNIFESP. Docente da Universidade Oeste do Paraná. <jbmjr@uol.com.br>

Maria Angela Boccara de Paula
: Enfermeira. Doutoranda da Escola de Enfermagem da USP. <boccaradepaula@horizon.com.br>

Maria Fernanda Zorzi Gatti
: Enfermeira. Mestranda da Escola de Enfermagem da USP. Especialista em pronto-socorro e terapia intensiva. Chefe de Enfermagem em pronto-socorro adulto do Hospital Samaritano. <maria.gatti@samaritano.com.br>

Mildred Patricia Ferreira da Costa
: Enfermeira. Doutoranda da Escola de Enfermagem da USP. Docente do Centro Universitário São Camilo.
<mildred@uol.com.br>

Mônica Martins Trovo de Araújo
: Enfermeira. Mestranda da Escola de Enfermagem da USP.
<trovomonica@ig.com.br>

Simone de Freitas Duarte Oliveira
: Enfermeira. Mestranda da Escola de Enfermagem da USP. Professora da Fundação Lusíada. <simonedoliveira@uol.com.br>

Apresentação

"O tempo pode ser medido com as batidas de
um relógio ou pode ser medido com as batidas do coração"
Rubem Alves

Qual o tempo do cuidado? Humanizando os cuidados de Enfermagem é uma obra original ao propor uma aliança que almeja unir quatro elementos aparentemente desconexos: *tempo, cuidado, humanização e Enfermagem*. Ligar tempo a cuidado para termos uma relação humanizada e humanizante do ato de cuidar em Enfermagem é realmente um dos maiores desafios que temos na área da saúde. Vale não só para o âmbito da Enfermagem, mas também para todos profissionais da saúde em geral.

Permita-me, caro(a) leitor(a), uma breve reflexão sobre esta questão no cotidiano de nossa vida. Ouvimos à exaustão expressões como estas: "não tenho tempo", "não dá tempo", "perdi tempo", "o tempo não passa", "perdi o tempo da minha vida", e tantas outras.

Existem fundamentalmente duas formas de vivermos o tempo na vida: como *cronos* ou *kairós*. Ao tentar refletir sobre essa realidade, corro o risco de ser tachado de "romântico ou idealista incorrigível" num contexto em que as forças do mercado globalizado repetem de forma insistente e dogmática, de forma subliminar de que "tempo é dinheiro" (*time is money*). Mas vamos em frente! *Cronos* é o "tempo das batidas do relógio", a marca implacável da finitude e temporalidade humana em nosso ser, o tempo de quem está tenso no hospital esperando por ter alta ou angustiosamente esperando por um resultado positivo de um determinado diagnóstico, ou o tempo urgente para salvar a vida de alguém numa parada cardiorrespiratória na emergência, entre tantas outras situações. Nessa dimensão de tempo, lutamos contra, nos sentimos facilmente vítimas dele, pois chegamos sempre atrasados e o tratamos como se fosse um inimigo.

Claro que somos filhos(as) do tempo, vivemos no *Cronos*, mas o que faz diferença depende exclusivamente de nós: o *kairós*. O tempo, como *kairós*, isto é, como experiência da graça maior que plenifica a vida e dá sentido ao ato de cuidar. É o tempo que abraça a vida "como um caso de amor", de uma experiência profunda de paz, de reencontro e de reconciliação consigo mesmo, com os outros e com o grande outro, Deus. É o tempo medido "com as batidas do coração", como diz Rubem Alves. Aqui, mais do que lamúrias por não ter vivido, ou por falta de tempo, vamos encontrar pessoas com histórias fantásticas de sentido de tempo. A dimensão do *cronos* é significada pelo *kairós*. "Nossa, já se passaram três horas e nem percebi..." Nessa dinâmica, bastam por vezes apenas cinco minutos de encontro com uma pessoa para que 80 anos de *cronos* adquiram significado e luz.

Estamos portanto diante de uma realidade em que temos de optar: viver sob o signo do *cronos* ou do *kairós*? Esta é na essência a proposta desta obra: numa relação profissional, o tempo do encontro torna-se terapêutico quando optamos por vivenciá-lo na dimensão do *kairós*. Então, sim, estejamos nós na emergência, na UTI, no Pronto-Socorro, na obstetrícia, ou atendendo uma parada cardíaca, orientando um idoso, ou ao lado de quem esteja na fase final da vida, algumas das áreas abrangidas nesta reflexão sobre tempo e cuidado, fazemos diferença, isto é, estamos humanizando e sendo humanizados.

Parabéns, Maria Júlia, amiga querida de "duas décadas" ("nossa! como passou rápido!") de aliança neste "romantismo incorrigível" de acreditar na vida e nas pessoas! Parabéns por organizar esta obra, de uma forma tão criativa e original, com profissionais colaboradores que certamente farão diferença na arte de cuidar, desde o "bom dia" que inicia um novo dia ou uma jornada de cuidados, até o "adeus final" que tudo pode plenificar e significar!

LEO PESSINI
Superintendente/Vice-Reitor do Centro Universitário
São Camilo, em São Paulo

Sumário

Qual o tempo do cuidado? Clarificando a intenção 13

Administrar o tempo pode mudar o jeito de dizer "bom dia" 19

Os minutos da comunicação no serviço de emergência 29

Você tem tempo para um banquinho? 39

O tempo do enfermeiro com a família na unidade
de terapia intensiva 51

Ocupado demais para perder tempo se comunicando
com o paciente 61

Sistematizar é perder tempo? 77

O tempo e a comunicação na perspectiva da
enfermeira obstétrica 89

O tempo urgente dos protagonistas do serviço
de emergência 101

Ressuscitação cardiopulmonar: aspectos da comunicação
e do tempo 111

O tempo em que se existe 123

Aprendendo com o tempo do idoso 131

Comunicação e tempo na Enfermagem em estomaterapia 137

A sobrecarga de trabalho e a falta de tempo 151

A morte, o tempo e o cuidar 159

Você tem tempo para ser feliz? Reflexões sobre comunicação
interpessoal e tempo sob a ótica humanista de Rogers 169

Qual o tempo do cuidado? Clarificando a intenção

Maria Júlia Paes da Silva

Tenho ouvido muita gente se queixar de falta de tempo. Eu também digo isso várias vezes. Sei que a percepção de falta de tempo passa por uma compreensão de que temos vontade de fazer mais coisas do que damos conta ou temos assumido compromissos que nos impedem de fazer outras coisas — também tão boas ou até (às vezes) melhores do que as que estamos fazendo.

Vejo jovens se queixarem de não ter tempo e fico com a impressão de que, quando era mais jovem, tinha mais tempo do que eles têm hoje e conseguia fazer mais o que queria do que agora. Não sei se é porque gosto de mais coisas agora do que gostava antes, se tenho mais opções, mais caminhos, mais amigos ou mais sonhos...

Sei também que quando faço algo de que gosto o tempo passa tão rápido... Não vejo a hora, o dia passa... De repente estou comemorando o primeiro de janeiro novamente...

Para conviver melhor com o tempo, aprendi a escrever, no início de janeiro, minhas metas para cada ano. Aponto três propostas para a área física (beberei dois litros de água diariamente, mastigarei de-va-gar, por exemplo), três para a área social (tirarei férias para lazer, encontrarei amigos quinzenalmente, pelo menos...), três para a área espiritual (rezarei e meditarei diariamente, agradecerei diariamente as graças recebidas...), três para a área mental/intelectual (escreverei três trabalhos de pesquisa no ano, lerei um bom livro todo mês...), três para a área econômica/financeira (pouparei todos os meses, comprarei só o necessário todo mês...) e três para a área familiar (farei um elogio verdadeiro semanalmente para quem amo, direi "bom dia" realmente desejando um "bom dia"...). Essas metas/intenções, eu as leio com freqüência (ficam na minha agenda!) para respeitá-las e, portanto, me respeitar.

No final do ano faço um balanço, vejo o que vou modificar, o que quero continuar fazendo e reescrevo-as. Elas me ajudam no tempo "a médio prazo"; mas é no tempo do dia-a-dia que, às vezes, fico preocupada se estou sendo coerente, adequada e capaz. Capaz de quê? Falando francamente? De viver a vida como quero vivê-la!!

Na teoria, já sei que o tempo é uma escolha: faço isso em detrimento daquilo; estou aqui, portanto não estou lá. Na prática, às vezes, parece que "não tem importância" abrir mão do nosso objetivo, da nossa meta, do nosso querer e do nosso sonho.

É aí que, talvez, eu me engane. Quando abrimos mão do nosso querer e da nossa capacidade; quando abrimos mão da nossa verdade. O tempo se mede com batidas, diz Rubem Alves[1]. "Pode ser medido com as batidas de um relógio ou pode ser medido com as batidas do coração." Não quero desistir de arranjar tempo para o que é medido com o tempo das batidas do coração! Quero criar espaço nas batidas do relógio para que, ao envelhecer, tenha muitas boas lembranças...

Guimarães Rosa, no *Grande sertão: veredas*, diz: "A lembrança da vida da gente se guarda em trechos de versos, uns com os outros acho que nem se misturam. Contar seguido, alinhavado, só mesmo sendo coisa de rasa importância. Assim é que eu acho, assim é que eu conto. Tem horas antigas que ficaram muito mais perto da gente do que outras de recente data. Toda saudade é uma espécie de velhice".

Isso posto, tenho de assumir: é, sinto que estou envelhecendo. Já sinto saudades e já tenho tantas lembranças... Vinte e cinco anos como enfermeira é um caminho trilhado. As lembranças que me vêm não vêm em ordem cronológica, vêm em ordem de "vida" — do tempo do coração. Coração não entende do tempo do relógio, e é por isso que só sei precisar

---

1. R. ALVES, *O amor que acende a lua*, Campinas, Spectrum/Papirus, 2000.

datas de coisas que foram muito importantes para mim (e nem de todas consigo essa precisão cronológica...).

Este livro nasceu de uma preocupação minha: nós estamos nos afastando dos pacientes? Estamos muito técnicas e pouco afetivas? Escuto que as enfermeiras "não têm tempo" para ficar com os pacientes. Os médicos "não têm tempo" para olhar seus doentes. Preocupo-me porque o tempo do coração de cada uma de nós não é marcado por "tarefas", número de procedimentos feitos, telefonemas atendidos, escalas concluídas... mas por "aqueles" pacientes que nos ensinaram tanto, aquelas famílias tão queridas que atendemos, aquele detalhe surpreendente revelado numa coleta de dados, alguém que testou nosso limite e nossa coragem...

Qual é o tempo do cuidado? Decidi dividir essa minha preocupação com as alunas de Pós-graduação deste ano. São colegas que também vivem realidades difíceis (UTI, CO, Emergência, Atendimento Domiciliar, ensino...), mas que se dispuseram a pensar sobre a prática diária e partilhar essas reflexões com quem quer, conscientemente, repensar como tem cuidado. Não porque descobriram "a fórmula mágica" em cada contexto, mas porque assumiram que "têm um caso de amor com a vida", e querem aproveitá-la o máximo possível, ancorando o verbo amar diariamente: cuidando.

O mestre Gaiarsa[2] disse isto em uma das aulas que ministrou nesse ano: a melhor maneira de ancorar o amor é no cuidar, cuidando. Nós, cuidadores, podemos mudar a percepção que temos do tempo (já que o tempo *chronos*, o do relógio, não se altera), potencializando a nossa atenção ao estar com o outro, disponível para o outro quando cuidamos, e crescendo/aumentando a intensidade dos momentos da própria vida.

Escolhemos ser profissionais da área de saúde. Para isso, precisamos traçar objetivos diários no nosso trabalho, não só baseadas no que os outros esperam de nós. Talvez devêssemos nos apegar às coisas mais queridas do trabalho, para resgatar o sentido das nossas ações. Talvez, se conseguirmos viver um dia de cada vez, atentas a quem está ao nosso lado, ou precisando realmente de nossa ajuda, não deixaremos que a vida "escorra por entre os dedos" e não repetiremos o que ouvimos de tantos pacientes quando estão morrendo: "Ah, se eu pudesse viver minha vida novamente...". Se estamos presentes no presente, não tomamos consciência, não ganhamos a dádiva da vida?

---

2. J. A. Gaiarsa, médico, autor de vários livros. Aula da disciplina de Pós-graduação: Comunicação na Saúde do Adulto I, sob minha responsabilidade na EEUSP.

Fico preocupada quando os alunos se formam e dizem que a realidade é muito diferente do que lhes é ensinado. Digo-lhes para não desistirem de investir tempo naquilo em que acreditam, enquanto ainda são capazes de um esforço a mais! Já ouvi muitas vezes (e tenho acreditado!) que nada termina até o momento em que deixamos de tentar.

Podemos rever a priorização que estamos dando ao "tempo", às nossas escolhas. Não podemos correr tanto no dia-a-dia a ponto de esquecer onde estamos, por que ali estamos e para onde vamos. Apeguemo-nos às coisas mais queridas aos nossos corações: nossos pacientes! Sem eles, nossa profissão carece de sentido.

Não tenho a pretensão de definir a grandeza "tempo". Mas talvez esteja na hora (falando em *chronos*!) de repensarmos nossas prioridades. Definir prioridades entendendo que algumas tarefas que temos de realizar não são selecionadas por nós, mas nos são impostas. Isto é, não somos donas de todo o nosso tempo. O problema é que talvez estejamos usando mal o tempo que é nosso!

Quando estamos com um paciente, às vezes não estamos com ele! Já viram duas pessoas dando banho de leito em alguém, conversando sobre a novela e não incluindo o próprio paciente nesses momentos de interação? Já viram passagens de plantão em que a única "coisa" não olhada é o paciente? (olha-se o soro, o dreno, a papeleta...). Já viram quantos minutos nós, profissionais de saúde, "gastamos" ouvindo os pacientes? Sem interrompê-los?

Há os que afirmam que hoje o recurso mais escasso na nossa sociedade não é dinheiro, não são matérias-primas, não é energia, nem mesmo inteligência: é tempo. Mas Eduardo Chaves[3] nos lembra que tempo se ganha ou se faz deixando de fazer coisas que não são nem importantes nem urgentes e sabendo priorizar aquelas que são importantes e/ou urgentes.

Repito; não podemos correr tanto no dia-a-dia, a ponto de esquecer onde estamos, por que estamos ali e para onde vamos!

Quem tem tempo não é quem não faz nada: é quem consegue administrar o tempo que tem de modo a fazer aquilo que quer. Portanto, a pergunta é: queremos, realmente, ser terapêuticos?

Então precisamos qualificar o nosso tempo de contato com os pacientes!

Nos capítulos deste livro ficam alguns lembretes, algumas dificuldades, algumas sugestões e reflexões do tempo do cuidar, em diferentes contextos.

---

3. E. O. Chaves, *Administrar o tempo é planejar a vida*, resumo de livreto do autor de 1992.

Lembramos, no texto dessas colegas, que ser produtiva, "dar conta do recado", não é equivalente a estar ocupada, correndo de um lado para outro... Há muitas pessoas que estão o tempo todo ocupadas, exatamente porque são improdutivas: não sabem concentrar seus esforços e, por isso, "ciscam aqui, ciscam ali", mas não tem sentido de direção, não sabem aonde querem chegar, nem a qual melhor resultado é possível chegar.

Um paciente que está morrendo, com prognóstico fechado, precisa de muitos procedimentos ou de muita atenção e "ouvido"? Uma mãe, com um prematuro no berçário, precisa de mais ou de menos conversa do que seu bebe? Um profissional que adoece, e se vê na condição de doente, precisa de mais ou de menos explicações do que o leigo? As respostas estão em cada situação e em cada contexto. Depende, inclusive, da capacidade de observação, de comunicação e de interação que o profissional tenha.

Corramos o risco de ser "diferentes" do comum. É correndo riscos que nos tornamos valentes. A ciência evoluiu pela diferença, pelos questionamentos.

As religiões ensinam que a melhor forma de receber amor é dar amor. A forma mais rápida de ficar sem amor é apegar-se demasiado a si próprio. A melhor forma de manter o amor é dar-lhe asas.

Talvez o tempo do cuidado dependa do valor que damos a ele. Se soubermos valorizar os pacientes enquanto e quando estivermos com eles, talvez possamos otimizar o tempo *kairós* (o tempo da vida!) e aceitemos melhor o tempo *chronos* — que nos ensina que nada possuímos...

"E a vida?
E a vida o que é, diga lá meu irmão?
Ela é a batida de um coração?
Ela é uma doce ilusão?
Mas e a vida?"

Gonzaguinha

Administrar o tempo pode mudar o jeito de dizer "bom dia"

Ana Claudia Giesbrecht Puggina

"Sob o pretexto de fazer as coisas ótimas, não devemos deixar de fazer as coisas boas, porque essas são possíveis e por isso obrigatórias."

João XXIII

O TEMPO DO ENFERMEIRO

Todas as pessoas que escolhem a profissão de Enfermagem talvez devessem ter como prioridade o cuidado ao ser humano; muitas têm, mas na prática... muitos profissionais também têm dificuldade de sustentar essa ideologia. Quando entram no mercado de trabalho, os enfermeiros se deparam com uma realidade muito diferente da acadêmica. Eles se vêem responsáveis por inúmeras atividades e acabam por se distanciar da assistência direta ao paciente, alegando falta de tempo.

Há uma noção generalizada de que as pessoas estão a ponto de ficar "sem tempo". Mas isso simplesmente não é verdade. É um paradoxo. Embora o tempo não seja um bem escasso, ele deve ser racionado[1]1. O tempo realmente é algo limitado, transitório e efêmero — e por isso mesmo difícil de controlar[2].

Pensemos no tempo como um baralho. A cada dia recebemos um novo baralho com 52 cartas (exatamente como se recebe 24 horas a cada dia) —

---

1. Os números entre parênteses remetem às referências no final de cada capítulo (N.E.).

nem mais, nem menos. O que fazer com as cartas depende de cada um de nós. Talvez o "truque" seja, ao distribuir as cartas, fazer o melhor que pudermos, todas as vezes. Mas, não importando qual a nossa habilidade ou quão cuidadosos sejamos, a carta inesperada sempre aparece. A maneira como lidamos com o inesperado nas regras do jogo é a parte recompensadora da administração do tempo[1].

Uma atitude inicial para que possamos administrar melhor o nosso tempo é tomar consciência e distinguir as coisas na nossa vida que são prioritárias, urgentes e importantes. Segundo Ferreira[3], prioridade é uma qualidade do que ou de quem é o primeiro; urgente é algo que deve ser feito com rapidez; e importante é algo que merece consideração, apreço. Quando essas três coisas se tornam claras em nossa vida é muito mais fácil administrar o tempo. Pensar, avaliar o valor que certas pessoas, atitudes e metas têm em nossa vida nos torna mais conscientes do que estamos fazendo com o nosso precioso tempo. E isso é um eterno aprendizado...

Conflitos entre coisas importantes e urgentes acontecem com muita freqüência em nossa vida, e mais cedo do que podemos imaginar.

Quando a criança tem de enfrentar o primeiro dia de escola, a mãe inicia uma série de negociações para convencê-la de que aquilo é preciso e "urgente" para o seu desenvolvimento. E, por mais que a criança ouça e entenda o que ela lhe diz, aquela "urgência", naquele momento, não é importante. Brincar e ficar junto da mãe são coisas muito mais significativas. Então, ela chora, faz birra e não quer ir para a escola.

Depois que crescemos não choramos mais e até acabamos por fazer "sorrindo" coisas que não são importantes para nós, mas são necessárias para a nossa sobrevivência. Estamos constantemente fazendo escolhas e traçando prioridades, e é justamente a qualidade dessas escolhas que nos fará indivíduos satisfeitos ou insatisfeitos, competentes ou incompetentes, felizes ou infelizes...

Há uma tendência de nós, enfermeiros, não sabermos o que realmente é importante — tudo parece importante. E porque tudo parece importante, temos de fazer tudo. Infelizmente, outras pessoas nos vêem fazendo tudo e, assim, esperam que façamos tudo! Com isso, nos mantemos tão ocupados que não temos tempo para pensar sobre o que realmente é importante para nós. Isso se torna um círculo vicioso...

Definir as prioridades, valorizar as coisas que julgamos importantes é essencial para sentir que estamos administrando bem o nosso tempo. Por questão de saúde e sanidade mental, não podemos fazer tudo. O tempo efetivamente acaba. A maioria das pessoas gasta menos de 15% do seu tempo em itens prioritários[1].

O enfermeiro não prioriza nem planeja suas atividades, utilizando seu tempo, na maioria das vezes, em atividades burocráticas e relacionadas ao controle e à supervisão do pessoal auxiliar. Delega a maioria dos cuidados de Enfermagem à mão-de-obra não-qualificada, alegando falta de tempo[4].

Outra característica da administração do tempo é dar prioridade à eficácia sobre a eficiência. A eficiência se refere a quão bem você faz alguma coisa. A eficácia determina se você deveria estar fazendo aquilo[1].

Chiari (apud Jesus[5]) afirma que o enfermeiro, quando recém-formado, delega ao pessoal auxiliar as atividades que lhe são próprias pelo fato de sentir-se muitas vezes incapaz de atuar com eficiência — falta-lhe experiência. Mais tarde, já com vivência, delega porque assumiu responsabilidades que não lhe são próprias, porém lhe dão mais prestígio.

Jesus[5] realizou um estudo a partir da observação direta do trabalho realizado por enfermeiros assistenciais, tendo como resultado que o maior percentual de tempo foi dedicado às atividades de Administração de Enfermagem, correspondendo a 47,5%; 37% a outras atividades (destacando-se lanche e descanso, bem como atividades particulares); 10,9% à assistência de Enfermagem; 4,6% ao ensino de Enfermagem e nenhum tempo dedicado à pesquisa.

Com o enfermeiro ocupando-se de atividades administrativas e delegando as responsabilidades que lhe seriam próprias, a assistência de Enfermagem fica em posição secundária na hierarquização de prioridade de suas ações, o que provoca uma distorção do verdadeiro objetivo do profissional, sendo umas das principais causas desse processo a escassez de recursos humanos[5].

A administração dos recursos humanos é um mal crônico, tanto nos serviços públicos como nos privados. A Enfermagem, inserida nesse contexto, sofre um impacto ainda maior do que os outros profissionais, tanto no aspecto quantitativo como no qualitativo, visto que em uma instituição hospitalar ela tem o número mais representativo do quadro do pessoal[6].

Essa inadequação de recursos humanos na Enfermagem tem sido uma questão delicada e preocupante, pois expõe o cliente a situações de risco e compromete ética e legalmente a equipe e a instituição, devido ao comprometimento da qualidade da assistência, por uma sobrecarga de trabalho, favorecendo a ocorrência de falhas[6].

O distanciamento do enfermeiro do cuidado direto ao paciente constitui uma negligência de um cuidado especializado, e a grande causa pode não ser o que muitos alegam... O tempo em Enfermagem foi considerado por Horta[4] o "mito do exercício da Enfermagem". Falta de tempo tem sido a queixa mais freqüente, nada é feito porque não há tempo. No entanto, o que se constata é um "desperdício" de tempo.

O TEMPO DO CUIDADO

Dificilmente teremos todo o tempo que desejamos para atender um paciente, por isso os pequenos momentos devem ser bem aproveitados para que possamos assim melhorar a nossa assistência e individualizar o cuidado.

Se é função do enfermeiro assistente, além das atividades administrativas, de coordenação e de educação da equipe de Enfermagem, assistir a todos os pacientes sobre os quais tem responsabilidade, para só então delegar os cuidados, já está na hora de assumirmos essa tarefa e buscarmos conhecimento e novas alternativas para aproveitar melhor o tempo que ficamos na assistência direta aos pacientes.

Se somos realmente profissionais da área de saúde, preocupados com o ser humano, temos de desenvolver meios, instrumentos, técnicas, habilidades, capacidade e competência para oferecer a esse ser humano oportunidade de uma existência mais digna, mais compreensiva e menos solitária[7].

Os pacientes, em sua maioria, não sabem avaliar se, ao fazer um curativo ou realizar outros procedimentos, o profissional de Enfermagem está aplicando técnicas corretas; todavia, qualquer pessoa, mesmo analfabeta, percebe a maneira humana ou não com que está sendo cuidada. A humanização deve incluir competência sem dispensar cortesia e carinho[8].

Evoluímos muito *tecnicamente* como enfermeiros e profissionais da saúde, mas como técnica não significa ética não conseguimos manter nossa humanidade nas pequenas coisas: esquecemos de sorrir, de olhar nos olhos dos nossos pacientes e dos nossos companheiros de trabalho, de apertar as mãos, de fazer um afago, de puxar a cadeira, sentar e OUVIR[9].

Não devemos permitir que o progresso nos afaste do doente. A ciência e a tecnologia não obedecem a critérios morais. Podemos utilizar tudo que a técnica tem de bom para nossos pacientes; sejamos técnicos com sabedoria. Precisamos reconhecer que nenhuma máquina é capaz de substituir o diálogo enfermeiro–paciente. Ele é a base da confiança e do respeito a se formar entre os dois[8].

A comunicação já não pode mais ser considerada apenas um dos instrumentos básicos da Enfermagem ou do desenvolvimento do relacionamento terapêutico. Ela tem de ser considerada uma capacidade ou "competência interpessoal" a ser adquirida pelo enfermeiro, não importando sua área de atuação[7].

Dar atendimento humanizado não requer, necessariamente, dedicar mais tempo ao paciente. Pode ser dado um atendimento com qualidade humana superior, ocupando, de forma eficaz, o tempo de uma aplicação de injeção, da aferição dos sinais vitais, da realização de um curativo. Basta, para tanto, saber dirigir palavras de conforto, segurança e carinho. Dar real atenção à pessoa, conversar com ela, deixar que se manifeste e, até, que reclame[8].

O que proponho nessa reflexão é justamente isto: ir além e usar o nosso tempo, conscientemente, não apenas no cumprimento de tarefas, mas também para se permitir ouvir.

As pessoas que não ouvem ou não conseguem ouvir dão a impressão de ser indiferentes ou de não se importar com os demais. Isso, por sua vez, torna-as menos comunicativas[10]. Uma comunicação efetiva pode significar uma grande economia de tempo.

DIFERENTES MANEIRAS DE "BOM-DIA"

Ao abordar o paciente existem diferentes maneiras de se dizer "Bom dia". Com o mesmo "Bom dia" podemos introduzir uma conversa ou limitar uma resposta. A maneira com que nos expressamos e entonamos uma frase revela nossas intenções. A mesma frase pode ter diferentes significados:

- Automatismo; apenas um jeito de iniciar uma interação.
- Educação; "aprendi assim".
- Gostaria que você tivesse um dia feliz e com outras coisas boas.

Quando falar "Bom-dia" se torna uma rotina, as pessoas, inconscientemente ou não, percebem o vazio da frase dita e esta passa a não ter valor algum. Todos já tivemos a experiência de receber um "Bom dia" caloroso e sentir que a satisfação é mútua... Por que, então, não dar um "Bom dia" mesmo que já seja às onze horas, ou "Boa tarde" pelas dezessete? Se é a primeira vez que nos aproximamos do paciente, naquele dia, isto faz sentido![8]

Quando falamos um "Bom dia" olhando apenas para o monitor cardíaco, por exemplo, isso já pode trazer a mensagem de que "estou extremamente preocupada com dados fisiológicos" ou até mesmo "não quero prolongar a conversa, estou apenas sendo educada". Perdemos a consciência dos nossos atos quando deixamos que eles se tornem rotina.

Quantas vezes na nossa prática profissional presenciamos isso? E a explicação é sempre a mesma: estou tão preenchida "de mim" que não cabe o outro... somos eternos narcisistas... Nossa interioridade "moderna e narcísica" tende a ser cada vez mais preenchida exclusivamente pelo ego, possuída de uma "atraente" vacuidade, em que não há a representação do outro.

Ao refletir sobre essa tendência "narcísica" que todos nós temos, talvez já consigamos sair das nossas fronteiras e enxergar o outro. Dar atenção, nove vezes em dez, quer dizer "olhar para". E o primeiro sinal de que nos interessamos por uma pessoa é olhar para ela. Ninguém é insensível ao olhar do outro. Analogicamente, basta que olhem para nós para começarmos a encenar. O olhar transforma[11].

Os olhos percebem muito mais do que as palavras jamais conseguirão dizer. Percebem e estabelecem muito mais relações pessoais do que elas. Quer as pessoas se dêem conta disso, quer não[11]. Os profissionais, na maioria das vezes, desviam o olhar do paciente com medo de que ele comece a falar. Constantemente partimos do pressuposto de que ele não terá nada a nos acrescentar e até irá nos atrapalhar se começar a falar sobre a sua vida, sendo que temos inúmeras outras atividades para realizar.

Essa dificuldade de ouvir e valorizar o ouvir não é um problema só da Enfermagem. Um estudo realizado por Beckman e Frankel (apud Goleman[10]) mostrou como é raro que os pacientes consigam que os médicos os escutem. Segundo esse estudo, aqueles que tinham em média quatro perguntas em mente, durante as consultas, conseguiam fazer apenas uma ou duas. Se um paciente começava a falar, a primeira interrupção do médico ocorria, em média, depois de 18 segundos.

Outro estudo realizado por Levinson et al. (apud Golerman[10]) mostrou que os médicos que não ouvem os pacientes são processados com maior freqüência, pelo menos nos Estados Unidos. Entre os médicos de atendimento básico, viu-se que aqueles que jamais haviam sido processados por erro médico eram muito melhores comunicadores do que seus colegas que tendiam a ser processados. Eles se davam ao trabalho de explicar aos seus pacientes o que deveriam esperar de um tratamento, riam e brincavam, pediam a opinião dos pacientes e conferiam para ver se haviam entendido bem, sempre os encorajando a falar.

E qual será o tempo necessário para que o médico estabeleça uma relação interpessoal bem-sucedida ? Goleman[10] afirma que apenas três minutos.

> "O seu olhar lá fora
> O seu olhar no céu
> O seu olhar demora
> O seu olhar no meu
> O seu olhar o seu olhar melhora
> Melhora o meu"
>
> *Arnaldo Antunes*, "O seu olhar"

DESENVOLVENDO HABILIDADES INTERPESSOAIS

É mediante o desenvolvimento das habilidades interpessoais e da capacidade de detectar as pistas emocionais e nos conectar ao outro por meio de empatia que conseguimos estabelecer vínculos. A empatia é o nosso radar social. Perceber o que as outras pessoas sentem sem que elas o digam constitui a essência da empatia. As pessoas raramente nos dizem em palavras aquilo que sentem, mas revelam-no por seu tom de voz, sua expressão facial e outras formas de comunicação não-verbais[10].

Estudos de comunicação não-verbal estimam que apenas 7% dos pensamentos são transmitidos por palavras; 38% por sinais paralingüísticos, tais como entonação de voz, velocidade com que as palavras são pronunciadas; e 55% pelos sinais do corpo (fisionomia tensa, olhar triste etc.)[12].

A capacidade de captar essas comunicações sutis se apóia em competências básicas, essencialmente a autopercepção e o autocontrole. Sem a capacidade de captar nossos próprios sentimentos, ou impedir que eles se apossem de nós, ficamos irremediavelmente desconectados dos estados de ânimo das outras pessoas. Sofrer de surdez emocional conduz à falta de jeito social, seja por interpretar sentimentos erroneamente, seja por meio de uma rudeza ou indiferença mecânica, fora de sintonia. Uma das formas que pode assumir essa falta de empatia consiste em reagir às pessoas como se fossem estereótipos, em vez de indivíduos singulares, que é o que de fato são[10].

Quando conseguimos nos conectar com o paciente através da empatia, as prioridades e importâncias traçadas no cuidado desse paciente tornam-se comuns com as prioridades e importâncias dele, tudo isso em um menor tempo.

O Dalai-Lama[13], ao relatar sobre a criação da empatia e a necessidade de sintonizar com os outros de uma forma significativa, faz uma comparação interessante. Afirma que falar aos outros sobre a importância de abordar as pessoas com compaixão não basta; é preciso instruir com o uso do raciocínio. Por tradição, uma das técnicas budistas para aperfeiçoar a compaixão envolve imaginar uma situação em que um ser senciente está sofrendo...

por exemplo, um carneiro a ponto de ser abatido pelo açougueiro. E então procurar imaginar o sofrimento pelo qual o carneiro pode estar passando, e assim por diante... No entanto, se estivermos lidando com alguém muito "frio" e indiferente, essa técnica talvez não funcione. Seria como pedir ao açougueiro que fizesse essa visualização. O açougueiro está tão acostumado àquilo tudo que simplesmente ela não teria nenhum impacto.

Esse exemplo pode ser útil para avaliarmos como está nossa percepção em relação ao outro. Como estamos abordando os nossos pacientes? O quanto nos permitimos estar sintonizados com eles? O quanto estamos acostumados com a rotina diária? Não basta apenas falarmos de humanização; o cuidado humano é, com certeza, uma das habilidades mais difíceis de ser implementadas, justamente porque as pessoas possuem limiares diferentes de sensibilização. Estimular e ensinar alguém a cuidar do próximo com respeito, carinho, mantendo o diálogo, a privacidade, dando atenção à família, não é uma tarefa fácil; tudo isso, por estar também intimamente relacionado à história de vida dessa pessoa, pode levar anos...

Talvez um outro motivo que nos impeça de cuidarmos com verdadeira empatia seja a nossa tendência a fugir do sofrimento... É uma grande contradição, pois de uma forma ou de outra escolhemos estar ali, no hospital, no centro de saúde, e conviver diariamente com o sofrimento alheio. O Dalai Lama[13] também observa haver uma diferença significativa entre o nosso próprio sofrimento e o sofrimento que poderíamos experimentar num estado de compaixão e empatia, no qual assumimos sobre nossos ombros o sofrimento de terceiros. Quando pensamos no nosso próprio sofrimento, existe uma sensação de que estamos totalmente dominados. Há uma sensação de estamos sobrecarregados, oprimidos por alguma coisa; uma sensação de desamparo. Ocorre um entorpecimento, quase como se nossas faculdades estivessem embotadas.

Ao assumir a dor de outra pessoa, pode-se também, de início, vivenciar um certo grau de desconforto, uma sensação de constrangimento ou de incapacidade de suportar a situação. Entretanto, o sentimento é muito diferente: subjacente à sensação de constrangimento, existe um grau muito alto de atenção e determinação porque a pessoa está de modo voluntário e deliberado aceitando o sofrimento do outro por um objetivo maior. Existe um sentimento de ligação e compromisso, uma disposição a estender a mão aos outros, uma sensação de energia em vez de entorpecimento. Portanto, quando mantemos um sentimento de compaixão, bondade e amor, algo se abre automaticamente em nosso íntimo. Com isso, podemos nos comunicar mais facilmente com as outras pessoas. Descobrimos que todos os seres humanos são iguais a nós e nos tornamos capazes de nos relacionar mais facilmente com eles. Isso nos confere um espírito de amizade; portanto há menos necessidade de esconder as coisas e, conseqüentemente, sentimentos de medo, dúvida e insegurança se dispersam automaticamente.

Na verdade fugimos porque, na maioria das vezes, ainda não conseguimos lidar nem com os nossos próprios sentimentos e sofrimentos... O relacionamento interpessoal e a comunicação são processos muito complexos e intrínsecos à assistência de Enfermagem, que exigem habilidades individuais, tanto do comunicador como do receptor, sintonia e treino. Proponho começar pelo "Bom dia"!!

MUDANDO O JEITO DE DIZER "BOM DIA"

Ao administrar melhor o nosso tempo, abrimos espaços no nosso dia que podem ser preenchidos com pequenas coisas, pequenos momentos, que nos fazem bem e nos dão a certeza de que estamos "cuidando" da melhor forma possível.

Ao refletir sobre a maneira como dizemos "Bom dia" e a maneira como gostaríamos de dizê-lo, podemos encontrar uma incômoda contradição. Nem sempre conseguimos realizar as coisas como idealizamos; inúmeros fatores influenciam e continuarão influenciando no nosso "Bom dia". Os "Bons-dias" serão diferentes. Dificilmente conseguimos dizer "Bom dia" com a mesma ênfase, por mais que saibamos que isso é importante.

O primeiro e grande passo é acreditar que dizer um sincero "Bom dia" pode transformar o dia da pessoa que o recebe. Um "Bom dia" dito com entusiasmo e com o coração aberto emite vibrações positivas. Tende a ser a maneira como abordamos as pessoas e, por isso, além de ter o poder de demonstrar a intenção que colocamos naquela relação, também tem o poder de fortalecê-la.

A comunicação é o denominador comum a todas as ações de Enfermagem e influi decisivamente na qualidade da assistência prestada àquele que necessita dos seus cuidados[7]. Portanto, valorizá-la já é um caminho para um "Bom dia" diferente...

"Acredito que o maior presente que alguém me pode dar é ver-me, ouvir-me, compreender-me e tocar-me. O maior presente que eu posso dar é ver, ouvir, entender e tocar o outro. Quando isso acontece, sinto que fizemos contato."

Virginia Satir[2]

---

2. V. SATIR, *Contatos com tato*, São Paulo, Gente, 2000.

REFERÊNCIAS

1. ALEXANDER, R. *Guia para a administração do tempo.* Trad. C. A. C. de Moraes, Rio de Janeiro, Campus, 1994.
2. MAITLAND, I. *Administre seu tempo.* Trad. M. C. F. Florez e G. Cappelli, São Paulo, Nobel, 2002.
3. FERREIRA, A. B. H. *Minidicionário Aurélio da língua portuguesa.* 3. ed. Rio de Janeiro, Nova Fronteira, 1993.
4. HORTA, W. A. *Os mitos na Enfermagem.* Enf. Novas Dimens, 1(2): 60-3, 1975.
5. JESUS, M. C. P. de. *Utilização do tempo do enfermeiro no hospital universitário da Universidade Federal de Juiz de Fora.* Dissertação. Rio de Janeiro, Faculdade de Educação da Universidade do Rio de Janeiro, 1987.
6. MELLO, M. C de. *Estudo do tempo no trabalho da Enfermagem: construção de instrumento de classificação de atividades para a implantação do método amostragem do trabalho.* Dissertação. São Paulo, Escola de Enfermagem da Universidade de São Paulo, 2002.
7. STEFANELLI, M. C. *Comunicação enfermeira-paciente: teoria, ensino e pesquisa.* Tese de livre-docência. São Paulo, Escola de Enfermagem da Universidade de São Paulo, 1990.
8. MEZZOMO, A. A. et al. *Fundamentos da humanização hospitalar: uma versão multiprofissional.* São Paulo, Loyola, 2003.
9. SILVA, M. J. P. da. Reflexões sobre a relação interpessoal no cuidar: o fator corpo entre a enfermeira e o paciente. In: MEYER, D. E., Waldow, V. R. e LOPES, M. J. M. *Marcas para a diversidade: saberes e fazeres da Enfermagem contemporânea.* Porto Alegre, Artes Médicas, 1998.
10. GOLEMAN, D. *Trabalhando com a inteligência emocional.* Rio de Janeiro, Objetiva, 2001.
11. GAIARSA, J. A. *O olhar.* São Paulo, Gente, 2000.
12. SILVA, M. J. P. da. Comunicação tem remédio: a comunicação nas relações interpessoais em saúde. 5. ed. São Paulo, Gente, 1996.
13. CUTLER, H. C. *A arte da felicidade: um manual para a vida / de sua santidade o Dalai-Lama e Howard C. Cutler.* Trad. W. Barcellos, São Paulo, Martins Fontes, 2000.

Os minutos da comunicação no serviço de emergência

Alessandra Baradel

O SERVIÇO DE EMERGÊNCIA

O estilo de vida das populações urbanas cada vez mais influencia e determina a busca pelo atendimento de emergência.

Alguns fatores, como a ineficácia dos serviços de atendimento primário, a incompatibilidade de horários do paciente e a instituição, a longa espera para marcação de consultas e exames, determinam e incentivam a procura pelo serviço de emergência como uma forma de solução rápida para queixas, muitas vezes crônicas[1].

O alto índice de procura pelo atendimento de emergência tem sido descrito em literatura. Whitaker et al.[2] comentam que tal realidade pode ser explicada por fatores como o aumento dos índices de criminalidade e a violência retratada diariamente, a alta incidência das doenças cardiovasculares e a busca pelo atendimento imediato para problemas simples que facilmente encontrariam solução no atendimento ambulatorial.

Observamos no Pronto-socorro, além dos agudamente enfermos, pacientes que não tiveram suas necessidades atendidas e resolvidas nos serviços ambulatoriais, outros que erroneamente procuram o serviço para tratamento de rotina, ou ainda pacientes com afecção fora de possibilidades terapêuticas que aguardam vaga nas enfermarias ou unidades de terapia intensiva.

O paciente que procura o serviço de emergência busca uma solução imediata para suas manifestações, depositando na instituição e nos profissionais que ali atuam a última esperança para resolução de seu caso. Muitos pacientes atendidos e descrentes com relação aos serviços ambulatoriais esperam uma solução imediata no Pronto-socorro; outros, sem tempo para consultas de rotina, desejam realizar rápida avaliação na emergência para descartar qualquer patologia que ameace a vida.

Seja no serviço público ou no privado, o tempo tem fundamental importância nas relações estabelecidas. O paciente exige rapidez, deseja que suas necessidades sejam atendidas prontamente, às vezes "não tem tempo" e não deseja "perder tempo" com exames, avaliações e observação.

O profissional de saúde, que por sua vez deve atender às exigências dos pacientes e às cobranças da instituição, também não tem tempo, precisa ser rápido, imediato, até impessoal.

Será este o atendimento esperado pelo paciente?

O profissional de saúde está satisfeito com as relações estabelecidas com os pacientes no serviço de emergência?

Para muitas perguntas, algumas possíveis respostas...

A TRIAGEM

Diante da superlotação apresentada nos Pronto-socorros e Pronto-atendimentos de serviços públicos e privados, e em busca de uma melhora na qualidade do atendimento nos serviços de emergência, adotaram-se medidas que visam determinar quais pacientes devem ter a prioridade de atendimento. Tais estratégias de atendimento submetem o paciente a avaliações que identificam e classificam a necessidade ou não de uma intervenção imediata.

Nos últimos vinte anos muitos hospitais introduziram nos serviços de emergência a triagem realizada por enfermeiros, visando basicamente dinamizar o atendimento dos doentes graves e separá-los dos não-graves.

Cabe ao enfermeiro, ao desempenhar a triagem, possuir habilidades específicas que possibilitam a avaliação do paciente de maneira sistematizada, rápida e objetiva[3]. As prioridades de intervenção e avaliação da assistência são empreendidas com base em uma avaliação sistemática. Isso garante a identificação e o tratamento das condições que ameaçam a vida[4].

Além das habilidades técnico-científicas, a enfermeira da triagem deverá desenvolver muito bem a capacidade de observação dos pacientes e suas reações diante de suas orientações e decisões. Para isso, precisa ter a habilidade de comunicação com os pacientes, familiares e membros da equipe de saúde[3].

A enfermeira da triagem é aquela que realiza o primeiro contato do doente com o hospital, julga e ouve suas queixas, possuindo autonomia para indicar o atendimento imediato e iniciar intervenções ou solicitar o retorno à recepção para espera e posterior consulta de urgência; servirá, muitas vezes, de referência para os pacientes que aguardam na recepção ou para os familiares cujos enfermos foram encaminhados para intervenção imediata.

As enfermeiras deverão revelar, diplomaticamente, ao paciente que está esperando as razões que justificam sua decisão, ao mesmo tempo que iniciam a assistência destinada a salvar a vida do paciente gravemente enfermo ou traumatizado[3]. A avaliação realizada na triagem deve durar cerca de 3 a 5 minutos; uma demora neste setor significaria atraso no atendimento de emergência.

Verificamos tratar-se de um campo novo de atuação para as enfermeiras, uma área que requer conhecimentos específicos, exigindo do profissional alta concentração, paciência e raciocínio rápido, além de habilidades para ouvir e comunicar-se adequadamente com o paciente.

COMUNICAÇÃO NO SERVIÇO DE EMERGÊNCIA

A literatura sobre triagem nos aponta protocolos e *scores* para classificação dos doentes, porém pouco mostra como desenvolver aquela habilidade diplomática, citada por Wells-Mackie[3], na comunicação ao paciente de que ele deverá retornar à recepção e aguardar pela ordem de atendimento. Sabemos que o enfermeiro dispensa grande parte de seu tempo comunicando-se, sendo a comunicação um componente essencial no ambiente de trabalho desse profissional[5].

O serviço de emergência possui características próprias, diferentes das relações estabelecidas com os pacientes ambulatoriais ou internados. Do ponto de vista do doente, este procura o serviço de emergência geralmente agudamente doente, despreparado emocionalmente para adoecer, tendo que se entregar aos cuidados de pessoas desconhecidas e se expor a situações íntimas e constrangedoras[6].

Existem também as diferenças entre a emergência estabelecida pelo doente e a emergência determinada pelo profissional de saúde como critério de gravidade. Para o paciente que desconhece os sinais e sintomas das doenças, qualquer manifestação diferente ou anormal gera muito temor e insegurança, enquanto para os profissionais de saúde existem condições que possibilitam identificar os sinais e sintomas que representam real risco de vida.

Para quem padece, é a evidência da ruptura da normalidade, da perda da saúde; para o médico, trata-se de um dado a reclamar-lhe raciocínio indutivo ou dedutivo até o diagnóstico. Temor de sofrimento para um, desafio mental para o outro[7].

O enfermeiro de emergência, por sua vez, é submetido a fontes geradoras de estresse como a cobrança pela agilidade nos procedimentos, o sofrimento dos pacientes e familiares, a estrutura física às vezes inadequada ao número de pacientes atendidos. Esses fatores externos ao enfermeiro são fontes geradoras de estresse que atuam de forma negativa no processo de comunicação, interferindo na elaboração dos pensamentos, na percepção da realidade e na transmissão de informações e idéias. Além dos fatores externos, devemos considerar que o próprio bem-estar físico e emocional dos enfermeiros pode interferir no processo de comunicação[5].

Percebemos e sentimos a complexidade dessa interação nos serviços de emergência, em especial na triagem. De um lado, o paciente amedrontado diante de sinais e sintomas desconhecidos que geram temor e insegurança, medo da morte, da dor, do constrangimento que é ser cuidado por pessoas muitas vezes indiferentes ao seu sofrimento, medo e impotência diante de uma situação que deverá ser julgada por outra pessoa com quem nunca antes estabeleceu qualquer tipo de contato... De outro lado, os enfermeiros com um número excessivo de pacientes a cada plantão, a exigência e a responsabilidade de realizar a identificação correta dos pacientes graves e potencialmente graves, a cobrança pela rapidez nos atendimentos, a pressão realizada pelos familiares que aguardam e desejam notícias, os pacientes que ainda não foram avaliados, a necessidade de intervenção imediata nos casos de risco de vida...

Trata-se de um desafio para os enfermeiros de emergência desenvolver as habilidades necessárias para avaliar corretamente o paciente, do ponto de vista da doença, e ainda estabelecer um vínculo de confiança em meio a tantas situações geradoras de estresse para ambos.

Há no processo de comunicação um fluxo contínuo e circular de energia por ser ele um processo dinâmico, no qual seus elementos interagem e influenciam continuamente uns aos os outros[8]. Os enfermeiros não podem humanizar o atendimento do paciente crítico antes de aprenderem como ser mais "inteiros/íntegros" consigo mesmos. Não podem deixar parte de si em casa e assumir comportamentos diferentes que os tensionem por não poderem ser eles mesmos[9].

A base para uma mudança de atitude e estabelecimento de um vínculo com os pacientes no serviço de emergência deve ser iniciada com uma revisão de nossas próprias crenças e atitudes; trata-se de um trabalho que requer disponibilidade para aprendizado e mudança.

"A PRIMEIRA IMPRESSÃO É A QUE FICA"

Como administrar o escasso tempo de cada avaliação na triagem identificando corretamente a prioridade de atendimento do paciente, baseado em sua história, sinais vitais e exame físico, de forma rápida e efetiva, atentando também para a relação estabelecida para com aquele indivíduo que procurou nosso serviço?

Verificamos que toda nossa formação é voltada para o técnico-científico, para a doença, a sintomatologia, as intervenções. Muitas vezes nos flagramos referindo-nos ao paciente como "o infarto", ou o "TCE", esquecendo ou ignorando que além daquele diagnóstico existe um ser humano, que até então desenvolvia suas atividades no trabalho, vivia com sua família, cuidava dos filhos, do cônjuge, enfim, uma pessoa ativa na sociedade, alguém assim como nós...

Já que o enfermeiro da triagem é o responsável pelo atendimento inicial do paciente na instituição e que suas atitudes ficarão gravadas como primeira impressão na memória dos pacientes acerca daquela instituição, por que não iniciar este relacionamento de forma empática?

O paciente hospitalar age basicamente como uma pessoa assustada, pois está em um ambiente desconhecido, e se precisamos mudar um hábito, uma postura ou orientá-lo sobre algo é necessário estabelecer um vínculo de confiança, tendo como base um comportamento empático: olhar direto, inclinação do tórax para a frente, meneios positivos com a cabeça[10].

Acreditamos que o relacionamento empático seja a base para a compreensão e o atendimento adequado do paciente; apenas nos colocando no lugar do outro conseguimos aumentar a nossa percepção quanto às suas reais necessidades.

A partir da empatia e da criação do vínculo com o paciente será formada uma relação de confiança; e neste momento, de desconhecidos de plantão na triagem, nos tornarmos o enfermeiro "Paulo" ou "José" avaliando o caso da "senhora Emília".

Ao determinarmos uma postura empática na avaliação do doente, este sente que sua queixa foi ouvida e valorizada, e esta atitude tende a ser devolvida pelo paciente, que ouvirá a orientação do enfermeiro e valorizará suas orientações e condutas. Ser empático, imaginar-se no lugar do outro, só é possível quando estamos realmente interessados e dispostos a ouvir o que o outro tem a dizer, ouvir "deixando a mente vazia de nossos pensamentos", deixando um pouco de lado nossos julgamentos pessoais.

Quando mal olhamos para o paciente e não ouvimos efetivamente sua queixa, percebemos que a orientação é contestada ou, muitas vezes, ignorada. No serviço público ouvimos as reclamações dos pacientes que muitas vezes são atendidos em pé, com a porta do consultório aberta, sentindo-se completamente ignorados em suas queixas, o que gera total incredibilidade no serviço e falta de confiança nos profissionais. No serviço particular esta atitude gera reclamações escritas e falta de confiança na avaliação da enfermeira, fazendo com que os pacientes identifiquem a triagem apenas com o local para medir a pressão arterial.

O QUE FALAMOS/COMO FALAMOS

A maneira de falar e o que falamos ao paciente têm especial importância no momento da avaliação. O uso de termos técnicos pode aumentar a insegurança do paciente que desconhece tal linguagem. Quantas vezes não observamos o pavor na face do paciente após uma frase com um termo que, para nós, é tão banal?

Interpretar e saber ouvir as queixas é importante; a linguagem pode variar de acordo com o nível sociocultural, a região do país, a idade, entre outros fatores. Devemos estar abertos para ouvir diferentes termos e saber interpretá-los adequadamente, validando-os se necessário, para que seja feita uma avaliação correta da queixa e da história do paciente.

Muitas vezes nos envolvemos tanto com as rotinas do setor que passamos a nos comportar como máquinas — sabemos exatamente as perguntas que devemos formular e as enunciamos sem mudar qualquer entonação, expressão ou ritmo da fala. O que é pior: da mesma forma que as perguntas foram decoradas, já temos também as respostas, antes mesmo que o paciente responda...

Paralinguagem é qualquer som produzido pelo aparelho fonador, usado no processo comunicativo, que não faça parte do sistema sonoro da língua usada. Os sinais paralingüísticos demonstram sentimentos, características da personalidade, atitudes, relacionamento interpessoal e autoconceito. São os grunhidos, a entonação usada na expressão das palavras, o ritmo do discurso, a velocidade com que as palavras são ditas, o suspiro, o pigarrear, o riso[11].

Na interação face a face, os códigos de comunicação são audíveis e também visíveis e sensíveis. Comunicamo-nos não só com a linguagem constituída de sons emitidos pelo aparelho fonador, mas com o corpo todo, isto é, com elementos não-verbais[9, 11].

Especial atenção deve ser dada às nossas expressões faciais e aos nossos gestos, pois o paciente temeroso está atento a tudo, e qualquer face de espanto do profissional de saúde poderá ser relacionada com uma complicação de seu estado de saúde ou um agravo de sua doença.

Estar consciente e atento ao fato de que não nos comunicamos apenas com palavras aumenta nossa percepção em relação ao cuidado com o aspecto não-verbal nas interações com os pacientes, tornando-nos assim mais vigilantes quanto às nossas reações.

CONSIDERAÇÕES SOBRE O TEMPO DA EMERGÊNCIA

Verificamos inúmeras falhas na abordagem dos pacientes nos serviços de emergência, que contribuem para uma piora das relações estabelecidas, gerando insatisfação do paciente e também descontentamento do enfermeiro.

A formação tecnicista do enfermeiro determina uma visão parcial do doente. Conseguimos enxergar apenas a doença e não o indivíduo, a superlotação dos serviços, a política ou a falta de uma política adotada pelas instituições de saúde que visam sobretudo o lucro, o atendimento rápido e em massa dos pacientes, que orientam o enfermeiro a organizar seu tempo na assistência de forma a atender às exigências do mercado de trabalho em detrimento das necessidades dos pacientes.

O enfermeiro que inicia sua atuação em setores críticos é cobrado basicamente por seu conhecimento técnico-científico, suas habilidades psicomotoras e administrativas, tendo relegado a segundo plano o atendimento integral ao indivíduo e às suas necessidades.

Percebemos que apesar de todas as barreiras a comunicação eficaz é identificada, e é perfeitamente possível se se adotarem medidas que visem melhorar a interação com o paciente, os familiares e a equipe de saúde, mesmo quando se trata de uma situação de emergência. Cabe ao enfermeiro valorizar mais este aspecto da assistência e colocar em prática os conhecimentos sobre comunicação, revelando à equipe sua verdadeira importância.

A literatura ainda sugere formação de grupos de apoio emocional e reflexão, visando a discussão de idéias e oportunidades para análise do comportamento interpessoal em determinadas situações[5].

Chaves[12], em seu texto sobre administração do tempo, nos mostra que o tempo todo nos deparamos com situações importantes e urgentes a ser resolvidas no nosso cotidiano, e cabe somente a nós decidir qual terá prioridade.

Assim é também na Enfermagem: não temos dúvida em priorizar as situações que, para nós, são importantes e urgentes, relegando a segundo plano as situações que são urgentes mas que para nós não têm importância.

Os pacientes que procuram os serviços de emergência desejam ter suas necessidades prontamente atendidas, provavelmente por desconhecer e temer o que estão sentindo. Cabe aos enfermeiros da triagem perceber tais situações e promover orientações acerca dos sinais e sintomas apresentados, diminuindo assim a ansiedade e a necessidade do atendimento imediato.

Todos nós desejamos um atendimento humanizado que contemple nossas reais necessidades. Portanto, a atitude empática dos profissionais pode fazer a diferença, mesmo num breve contato.

Os profissionais de emergência parecem insatisfeitos com as relações estabelecidas nestes serviços: percebem a insatisfação dos doentes, mas pouco valorizam a comunicação nos atendimentos.

Acreditamos que a valorização da comunicação com o paciente pode ser adquirida por meio de aprendizado, e uma mudança de comportamento por parte dos profissionais é necessária para iniciar esse processo: considerar importante e perceber a urgência de uma melhor interação com o paciente pode ser o primeiro passo para uma verdadeira mudança de atitude.

REFERÊNCIAS

1. EMPINOTTI, T. S., DRUMOND, J. P. Serviço de emergência hospitalar e assistência ao politraumatizado. *Arquivos Catarinenses de Medicina*, 21(1): 5-10, 1992.

2. WHITAKER, I. Y. et al. A Enfermagem no atendimento de emergência. In: JUNIOR, F. *Pronto-Socorro: fisiopatologia diagnóstico e tratamento*. 2ª ed. Rio de Janeiro, Guanabara Koogan, 1990, p. 119-125.

3. WELLS-MACKIE, J. J. W. *Avaliação clínica e determinação de prioridades. Enfermagem em Emergência*. Clínicas de Enfermagem da América do Norte, 16 (1), p. 3-11, 1980.

4. NELSON, D. In: WARNER, C. G. *Enfermagem em Emergência*. 2ª ed., Rio de Janeiro, Interamericana, 1980, p. 38-48.

5. CORREA, A. K. REIS, J. N. Unidade de emergência: stress x comunicação. In: *Anais do 2º Simpósio de Comunicação em Enfermagem*. Ribeirão Preto (SP), 1990, p. 528-38.

6. MELLO, S. B. A relação médico-paciente no serviço de emergência. *Mom. & Perspec. Saúde*, 4(1/2), p. 31-3, jun./dez. 1990.

7. PONTES, J. J. Relação médico-paciente. In: *Do sintoma ao diagnóstico em gastroenterologia*. Rio de Janeiro, Epume, 1983, p. 249-257.

8. STEFANELLI, M. C. *Comunicação com o paciente — teoria e ensino*. São Paulo, Robe, 1993.

9. SILVA, M. J. P. Humanização em UTI. In: CINTRA, E. A., NISHIDE, V. M., NUNES, W. A. *Assistência de Enfermagem ao paciente crítico*. 1. ed. São Paulo, Atheneu, 2000, p. 1-11.

10. SILVA, M. J. P. *Comunicação tem remédio: a comunicação nas relações interpessoais em saúde*. São Paulo, CEDAS/Gente, 1996.

11. STEINBERG, M. *Os elementos não-verbais da conversação*. São Paulo, Atual, 1998.

12. CHAVES, E. *Administrar o tempo é planejar a vida*. Resumo do livreto do autor, 1992.

Você tem tempo para um banquinho?

Lígia Fahl Kemmer

Três da manhã.
Os sons da maternidade [nunca] silenciosa fazem fundo ao meu profundo desespero...
Enfermeira de Centro Cirúrgico da mesma instituição, encontrava-me agora em inédita posição de paciente: minha primeira filha nascera três dias antes... Após todos os preparativos para parto normal — acompanhamento do pai nas sessões de ginástica, ambos embalados pelo desejo de preservar as vantagens desse tipo de parto —, o primeiro susto: cesárea de urgência. Cordão cervical triplo, batimentos cardíacos chegando a trinta, urgência percebida no rosto do médico, da enfermeira que me passara a sonda...

O ser humano comunica-se o tempo todo. O termo comunicação vem do latim *communicatio*, em que se podem perceber três elementos: a raiz *muniz*, que significa "estar encarregado de", acrescida do prefixo *co*, que denota simultaneidade, reunião, dando a idéia de uma "atividade realizada conjuntamente", completada pela terminação *tio*, que por sua vez reforça a idéia de atividade[1].

Comunicar-se, entretanto, não é simplesmente "participação". Entre as diferentes definições sobre comunicação, chama a atenção a reflexão sobre o termo feita por Martino[1]. Primeiramente ele desconstrói o conceito de que comunicação é ter algo em comum, no sentido de possuir algumas propriedades semelhantes e, por isso, comunicantes. Argumenta que a folha da árvore é verde e a esmeralda é verde, mas nem por isso se comunicam. Ser membro de uma mesma comunidade, realizar alguma prática em comum não necessariamente denotam comunicação.

O termo comunicação não designa nem o ser, nem a ação sobre uma determinada matéria, tampouco a prática social, mas *uma ação intencional exercida sobre outrem*. Portanto, segundo Martino[1], comunicação "refere-se ao processo de compartilhar um mesmo objeto de consciência, exprime a relação entre consciências".

> *Depois, a alegria de tocar a carinha rosada [Meu Deus, que pele fininha!], as flores, o turbilhão das visitas misturado com os desconfortos do pós-operatório... Uma incompatibilidade ABO traz minha filhota para o meu lado, fantasiada de Zorro, em uma incubadora de fototerapia...*
> *E eu, enfermeira superpoderosa, achando que tinha de dar conta de tudo, cuidar dela sozinha, hidratar, trocar, mudar de decúbito... o quadro todo...*
> *Apesar da dor, do desconforto e das fissuras nos mamilos, que, a despeito de todo preparo anterior, irromperam impiedosas e lancinantes, agravadas por um ingurgitamento mamário memorável...*
> *Nessa noite em questão, findas as visitas, ficamos sós, eu e ela, enfrentando a longa madrugada, uma experiência que vivenciaria tantas vezes no futuro... A presença do pai, desmaiado num sono profundo na cama ao lado, não atenua minha sensação de profunda solidão e desamparo...*
> *Sob a luz difusa da fototerapia, que lança sombras sobre o quarto, sentada na poltrona, os ombros retesados, apóio-me nas pontas dos pés na tentativa de suportar a dor enquanto ela tenta sugar...*
> *Minha filha chora de fome, pois não consegue sugar. Eu choro de cansaço após três dias praticamente insones. As visitas, enquanto prazerosas e necessárias, revezaram-se praticamente 24 horas por dia, já que incluíam os 64 funcionários do Centro Cirúrgico que aproveitavam para me ver durante seu horário de plantão.*
> *Choro de dor. Aguda, lancinante, penetrante como uma agulha. E choro por uma sensação inexplicável de esmagadora impotência...*

A expressão das emoções representa uma grande parte do que significa ser humano. Charlesworth e Kreutzer (apud Silva e Silva[2]) observaram que crianças a partir de seis meses já identificam expressões de raiva, alegria, tristeza e neutralidade.

Diversos estudiosos têm procurado dissecar e explicar as complexas bases da emoção. Não é algo simples, pois o que observamos são as manifestações comportamentais das emoções internas. Bear, Connors e Paradiso[(3)] ressaltam que os estudos sobre os mecanismos de emoção nos dão apenas vislumbres a respeito dos sentimentos humanos. Esses autores argumentam que se deve distinguir cuidadosamente a experiência emocional da expressão emocional. Num sentido mais simples, o estudo da emoção poderia ser reduzido a um problema de sinais de entrada e saída, com a maior parte dos estímulos que evocam respostas emocionais vindos de nossos sentidos. Por outro lado, os sinais comportamentais de emoção são controlados pelo sistema motor somático, pelo sistema neurovegetativo e pelo hipotálamo secretor, como ilustrado a seguir:

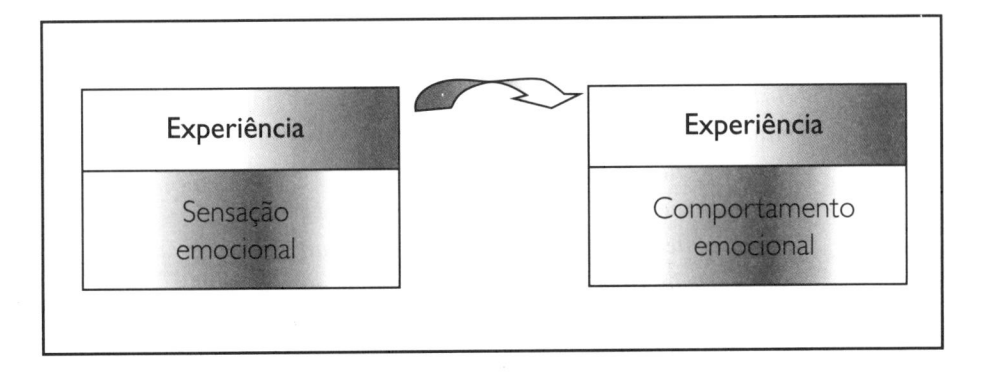

Experiência	Experiência
Sensação emocional	Comportamento emocional

Os mecanismos de experiência emocional são difíceis de compreender, mas, de maneira geral, acredita-se que o córtex cerebral tenha um papel-chave nesse processo.

Entre os estudos sobre comunicação, Ekman e Friesen (apud Littlejohn[(4)]) elaboraram um modelo geral dos signos não-verbais visando a uma maior compreensão do indivíduo, seus sentimentos, estados de ânimo, personalidade e atitudes. Concentrando suas investigações no comportamento cinésico, esses autores classificam a atividade não-verbal em três perspectivas: origem, codificação e uso.

A *origem* é a fonte de um ato, que pode ser inato ou presente na espécie, na forma de comportamentos essenciais para a sobrevivência, tendo variabilidade entre culturas, grupos e indivíduos.

A *codificação* leva o observador a entender a relação entre o ato e seu significado. Ela pode ser *arbitrária*, denotando uma não-relação direta com o significado, mas estabelecida por convenção cultural, como o uso do polegar apontado para cima, para significar aprovação. Os signos não-verbais *icônicos* assemelham-se de algum modo ao que está sendo significado, como quando se desenha uma figura no ar representando uma cruz. Já os códigos *intrínsecos* são mais difíceis de entender: são ao mesmo tempo o conteúdo e parte da expressão deste sentimento, como se estivessem transmitindo pistas de seu significado. O choro é um ótimo exemplo de codificação intrínseca, já que é um sinal de emoção, mas também é parte da própria emoção.

O choro, em diferentes culturas, é indicativo de algum tipo de incômodo: medo, dor, angústia[2]. Pode também sinalizar um estado de profunda emoção detonada por uma notícia positiva, por exemplo. Em qualquer dessas situações, jamais é um sinal a ser menosprezado quando se pretende interagir com outro ser humano.

> *Nesse momento, entra no quarto um rostinho sardento, ruivos cabelos curtos, olhos azuis, atentos, vestida de branco como se fora um anjo... o branco indica para mim uma visão celestial e o crachá denuncia que, na terra, ela era auxiliar de Enfermagem...*
> *Observa cuidadosamente a cena com que se depara.*
> *Gentilmente me pede licença. Pega um banquinho. Desses baixinhos, que são utilizados como escada. Coloca-o sob meus pés.*
> *Meu corpo, desavisado que estava da gentileza, obedece e recosta no espaldar macio da poltrona. Com o movimento, apóio meus cotovelos nos braços da poltrona. Relaxo os ombros. A sensação é incrível. Eles haviam estado por tanto tempo segurando o mundo, a paz mundial, a sobrevivência da minha descendência...*

A terceira maneira de se analisar um comportamento, de acordo com Ekman e Friesen (apud Littlejohn[4]) é através do *uso*, que considera variáveis relacionadas com as circunstâncias envolvidas. Por exemplo, um ato comunicativo é aquele deliberadamente utilizado para transmitir um significado, e interativo é aquele que influencia o comportamento das partes envolvidas. Também se utilizam atos informativos para deixar clara a intenção às pessoas ao redor, como quando alguém se levanta ao final de uma conversa para indicar que a entrevista se encerrou.

Ekman e Friesen (apud Littlejohn[4]) vão além em sua teoria, explicitando tipos de comportamento não-verbal úteis na avaliação do enfermeiro quando interage com o paciente. Silva[5] exemplificou com clareza a identificação e a aplicabilidade dessa classificação de comportamentos quando a equipe de Enfermagem interage com os pacientes, e vice-versa.

Emblemáticos: para transmitir determinada mensagem, como o polegar para cima, denotando aprovação.

Ilustradores: que se subdividem em movimentos de *bastão*, *ideógrafos* (esboçar a direção de um pensamento); movimentos *dêiticos* (apontar); movimentos *espaciais* (descrever ou delinear o espaço), movimentos *rítmicos* (marcar os movimentos), *cinetógrafos* (representar ações físicas), *pictógrafos* (desenhar uma imagem no ar).

Adaptadores: movimentos que têm particular importância para a avaliação do enfermeiro quando interage com o paciente. São utilizados para facilitar a descarga da tensão corporal através de apertar, golpear, coçar, espremer. Podem ser dirigidos ao próprio corpo, a outra pessoa ou a um objeto. Situações de estresse emocional ou físico levam o paciente a utilizar movimentos corporais adaptadores, que raramente são intencionais. Freqüentemente ocorrem quando estão sozinhos.

Reguladores: visam a regular, controlar ou coordenar a interação, como quando se meneia a cabeça positivamente enquanto outra pessoa fala, encorajando-a a continuar. Um olhar atento é normalmente interpretado pelo interlocutor como "estão prestando atenção em mim", enquanto um desvio transmite a noção de desinteresse.

> *Meu anjo branco não pára aí. Puxa uma cadeira, aproxima-se de mim e diz: "Lígia, sei que você é muito boa enfermeira [Lá no fundo da minha alma, algo fica registrado: ok, você é uma boa enfermeira, está tudo bem...] e professora, mas sei também que este é seu primeiro filho, e eu queria lhe perguntar: você sabe lavar fraldas?"*
> *É a minha deixa, penso eu, de ser humana, ser frágil, ser cuidada...*
> *Agarro a oportunidade que ela me oferece e, liberta agora da ditadura de entender de tudo, já não refreio minhas lágrimas, que escorrem livremente, e confesso, com alívio: "Não, não... não tenho a mínima idéia de como lavar fraldas...".*
> *Com os olhos azuis muito próximos de mim, pacientemente começa a me explicar, com muitos gestos pictográficos: "Você pega a fralda suja, assim, separa em um balde, assim...", ao mesmo tempo que vez ou outra ajeita a boquinha do bebê no bico do seio...*
> *Enquanto me descreve com clareza os passos cientificamente práticos da higienização de fraldas, o milagre do aleitamento acontece sem que eu perceba... meu leite começa a fluir, minha filha se farta e dorme a seguir durante seis horas ininterruptas...*
> *E eu posso, finalmente, descansar... o sono mais reparador de que tenho lembrança...*

Esse episódio marcou minha vida profissional e pessoal. Nunca mais olhei o cuidado, a interação, a comunicação como algo "pequeno", de "so-menos importância". Nada, absolutamente nada — nem terapia medicamentosa, nem tecnologia, nenhum procedimento cirúrgico complexo — teria feito por mim o que aquele "pequeno" cuidado, de maneira singular, oportuna, insubstituível, realizara. A Enfermagem ganhara um novo, mais profundo e indelével significado em meu interior.

Tenho trocado experiências a respeito desse episódio em diferentes situações ao longo de minha vida profissional. A cada relato vejo novos ângulos, aprendo novas lições... Passo a analisar essa experiência sob o olhar da teoria funcional de Allen Dittman.

Dittman (apud Littlejohn[4]) colaborou com a compreensão da comunicação não-verbal elaborando uma importante teoria funcional da comunicação emocional. Complementando o trabalho de Ekman e Friesen, essa teoria apresenta três aspectos importantes: *informação emocional, sinais de emoção e canais para comunicar a emoção*. Seus estudos trouxeram mais luz quanto à natureza dos sinais emocionais, subdividindo-os em variáveis ou dimensões, na tentativa de responder às questões sobre o que seria a emoção e qual a natureza dos sinais emocionais para que possamos percebê-los.

De acordo com Dittman, quer seja percebida pelo eu ou por outros, uma expressão emocional constitui um desvio de algum comportamento básico. Avaliamos a emoção de alguém baseados em nossa percepção sobre como esse comportamento é diferente do que usualmente é visto nessa pessoa ou cultura. Ela advém da nossa própria experiência do que sejam padrões universais de comportamento, do que conhecemos sobre expressões culturais e sociais. No momento em que percebemos a expressão emocional, automaticamente a categorizamos de acordo com esse padrão preestabelecido: medo, alegria, tristeza...

Dittman fez um interessante estudo da exibição não-verbal de sentimentos e emoções, listando três fatores úteis para tal análise:

A) Especificidade comunicativa: Essa variável traça um contínuo entre dois extremos: comunicação e expressão. Desta forma, as mensagens no extremo comunicação possuem um significado claro para o observador, sobre o qual já existe acordo.

Dessa forma, quanto mais próximo o comportamento estiver da extremidade comunicação neste contínuo, maior o grau de especificidade, ou seja, mais facilmente será identificado por pessoas da mesma cultura como a expressão de tal emoção. Dittman dá como exemplo o gesto de encolher os ombros, que, em nossa cultura, possui um elevado grau de especificidade comunicativa. A fácies crispada, entre outros sinais, foi identificada pela auxiliar de Enfermagem como um sinal indiscutível de dor e desconforto.

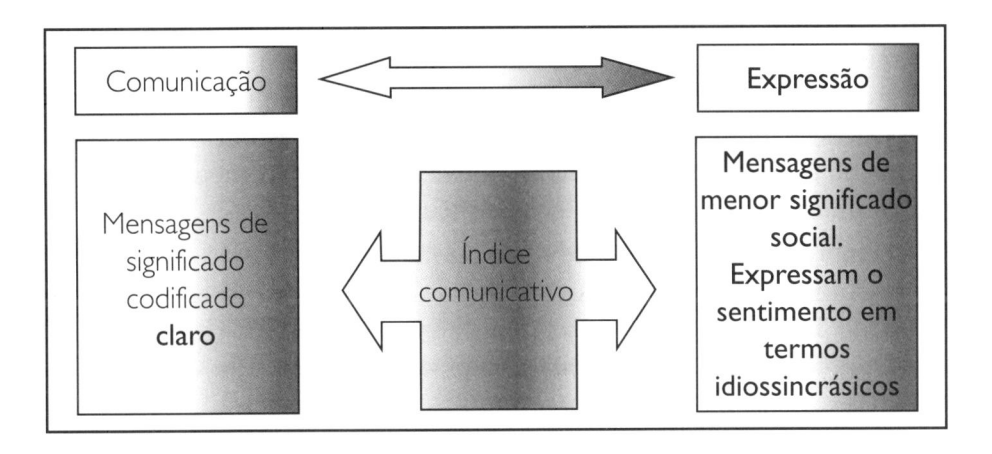

```
┌─────────────────────────────────────────────────────────────┐
│  ┌──────────────┐    ⇔     ┌──────────────┐                 │
│  │ Comunicação  │          │  Expressão   │                 │
│  └──────────────┘          └──────────────┘                 │
│                                                             │
│  ┌──────────┐        ┌──────────┐     ┌──────────────┐      │
│  │Mensagens │        │          │     │ Mensagens de │      │
│  │de        │   ⇔    │  Índice  │  ⇔  │menor         │      │
│  │significado│       │comunica- │     │significado   │      │
│  │codificado│        │tivo      │     │social.       │      │
│  │  claro   │        │          │     │Expressam o   │      │
│  └──────────┘        └──────────┘     │sentimento em │      │
│                                       │termos        │      │
│                                       │idiossincrásicos│    │
│                                       └──────────────┘      │
└─────────────────────────────────────────────────────────────┘
```

B) A segunda dimensão da mensagem emocional, de acordo com Dittman, é o *Controle Intencional*. O código de convívio social nos impõe uma série de normas, regras, explícitas ou não, sobre o que é um comportamento aceitável ou não, de acordo com as circunstâncias. Uma criança expressa suas emoções com um grau maior de espontaneidade e liberdade. À medida que cresce, essa expressão é tolhida, inibida e regulada por mecanismos internos e sociais. Controlamos a expressão de sentimentos em diferentes graus de intencionalidade, como no modelo exemplificado de Dittman:

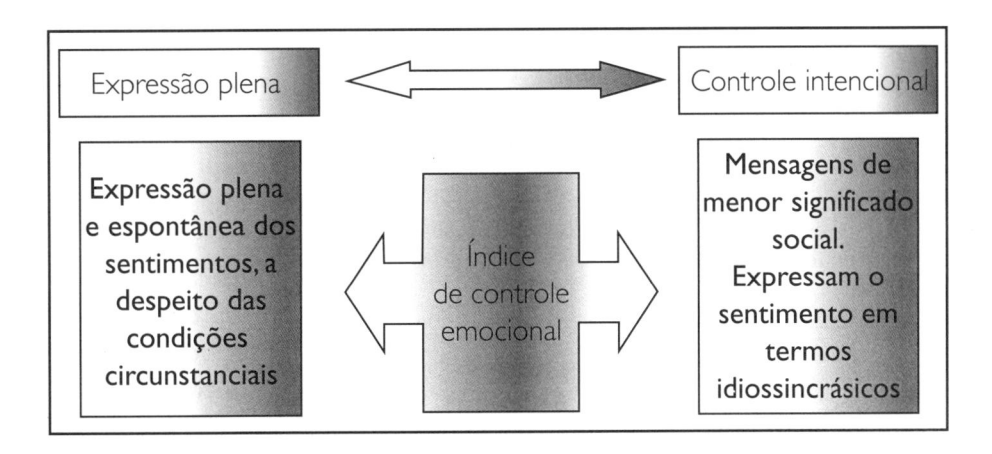

```
┌─────────────────────────────────────────────────────────────┐
│  ┌──────────────┐    ⇔     ┌──────────────────┐             │
│  │Expressão plena│         │Controle intencional│           │
│  └──────────────┘          └──────────────────┘             │
│                                                             │
│  ┌──────────────┐    ┌──────────┐     ┌──────────────┐      │
│  │Expressão plena│   │          │     │ Mensagens de │      │
│  │e espontânea dos│  │  Índice  │     │menor         │      │
│  │sentimentos, a │ ⇔ │de controle│ ⇔  │significado   │      │
│  │despeito das  │    │emocional │     │social.       │      │
│  │condições     │    │          │     │Expressam o   │      │
│  │circunstanciais│   │          │     │sentimento em │      │
│  └──────────────┘    └──────────┘     │termos        │      │
│                                       │idiossincrásicos│    │
│                                       └──────────────┘      │
└─────────────────────────────────────────────────────────────┘
```

Refletindo sobre a interação ocorrida naquela madrugada na maternidade, percebo que, no primeiro momento, eu procurava exercer um controle intencional sobre minhas emoções: lutava contra a expressão de sentimentos de solidão, desamparo, incapacidade. O preconceito — ainda que errôneo e inapropriado — de que, como enfermeira, eu teria de dar conta do meu bebê impedia que eu os expressasse plenamente. À medida que progredia a interação verbal e proxêmica com a auxiliar, enquanto ela colocava o banquinho sob meus pés e calmamente explicava como era simples o processo de lavar fraldas, houve um caminhar meu neste contínuo em direção à expressão plena de meus sentimentos.

Lembro-me da sensação de alívio naquele momento. Do choro livre e ao mesmo tempo tranqüilo, como um deságüe necessário e longamente desejado. Da sensação de amparo. Da calma compreensão de que não sabia tudo. De saber que era aceitável não saber tudo...

C) A *terceira* dimensão é o *Nível de Percepção Consciente*. Novamente temos um contínuo com duas variáveis dispostas linearmente: em uma extremidade, a consciência plena; na outra, a inconsciência subliminar ou a repressão.

Um exemplo da aplicabilidade desta variável seria alguém sentir um odor fortemente desagradável numa reunião, na casa de uma segunda

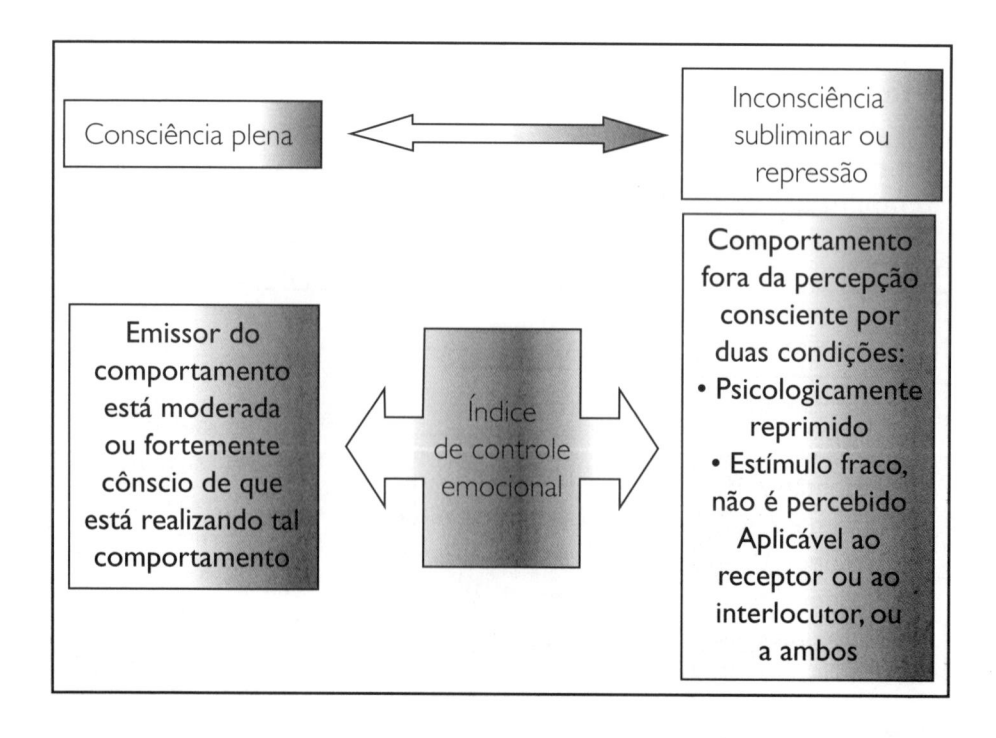

Consciência plena	⇔	Inconsciência subliminar ou repressão
Emissor do comportamento está moderada ou fortemente cônscio de que está realizando tal comportamento	⇔ Índice de controle emocional ⇔	Comportamento fora da percepção consciente por duas condições: • Psicologicamente reprimido • Estímulo fraco, não é percebido Aplicável ao receptor ou ao interlocutor, ou a ambos

pessoa. Ele conscientemente pode torcer o nariz, visando informar ao outro seu desagrado (contínuo próximo à percepção consciente) ou, desejoso de não ser indelicado, reprimir seu desejo de torcer o nariz, ou o fazer fracamente (contínuo subliminar ou repressão). Por outro lado, o dono da casa (receptor) também pode perceber conscientemente a expressão de desagrado do visitante, mas, desejoso de não interromper as negociações, reprime a percepção e ignora esses sinais. Pode ser, também, que a "torcida de nariz" tenha sido muito leve ou subliminar, e o dono da casa não a perceba (contínuo subliminar ou repressão). No outro extremo da escala, o hospedeiro pode estar moderada ou fortemente cônscio do franzir do nariz e de que algo está desagradando seu hóspede.

Pelo relato de minha experiência, podemos observar que a auxiliar de Enfermagem também deu mostras de estar em um grau muito acentuado de percepção consciente de todos os sinais emocionais que eu apresentava: o choro, a tensão muscular, a fácies crispada. Eu, por outro lado, não tinha consciência de que minha linguagem corporal desvelava tantas emoções que me assolavam naquele momento.

Inúmeras vezes observamos que a equipe de saúde possui um baixo índice de percepção consciente sobre os sinais não-verbais emitidos pelos pacientes. E, por vezes, os sinais não são nem subliminares, reprimidos. Eles estão aparentes, plenamente expressos e visíveis.

Em sua última divisão, a teoria de Dittman discorre sobre os canais de comunicação emocional, utilizados em diferentes combinações de modalidades em qualquer interação face a face.

Os comportamentos combinam-se na forma de atividade corporal, espaço, voz e outros, e são percebidos de uma forma mais marcante para o receptor, dependendo de fatores culturais e situacionais. Os canais, para Dittman, subdividem-se em *canais audíveis* (língua e paralinguagem); *visuais* (expressão facial, movimento corporal) e *psicofisiológicos* (respiração, pestanejar). A auxiliar de Enfermagem mencionada em meu relato, muito possivelmente sem uma orientação teórica formal, foi competente para "ler" toda uma gama de sinais não-verbais que eu apresentava através dos canais audíveis, visuais e psicofisiológicos de comunicação emocional que utilizava naquele momento.

Esse episódio contém muitas lições. Meu olhar, entretanto, é atraído para uma delas. A auxiliar, ao entrar no quarto, *tomou uma decisão*: a simples opção de *investir uma pequena fração de tempo para o exercício de percepção consciente dos meus sinais de expressão emocional.*

Tempo para olhar, com *intencionalidade de enxergar*... Como observa Gaiarsa[6]: "Onde quer que o homem fixe o olhar, atento, aí começa a haver mudança. Nossa atenção é inerentemente criativa, e talvez só ela seja..."

Tempo para detectar que minha postura nas pontas dos pés denunciava um movimento adaptador, usado para facilitar a descarga da tensão corporal.

Tempo para identificar que um banquinho restabeleceria meu apoio e o eixo corporal.

Tempo para não reprimir essa percepção.

Tempo para agir.

Algo pequeno. Nada que interferisse com seu plantão. Só um banquinho. Poderoso o suficiente para detonar uma série de reações fisiológicas, principiando pelo relaxamento muscular, o apoio anatômico dos membros.

Tempo para olhar-me nos olhos e enxergar. Tempo para comunicar-se, para estar comigo. Mais reações fisiológicas acontecendo em cadeia: atitude mental favorável, liberação de ocitocina, sucção facilitada...

O milagre... o impossível... materializado pela mediação de um simples banquinho...

José Saramago[1] expressou com maestria a diferença entre olhar e enxergar:

> *Olhar, ver e reparar são maneiras distintas de usar o órgão da vista, cada qual com sua intensidade própria, até nas degenerações, por exemplo, olhar sem ver, quando uma pessoa se encontra ensimesmada, situação comum nos antigos romances, ou ver e não se dar por isso, se os olhos por cansaço ou fastio se defendem de sobrecargas incómodas. Só o reparar pode chegar a ser visão plena, quando num ponto determinado ou sucessivamente a atenção se concentra, o que tanto sucederá por deliberação da vontade quanto por uma espécie de estado sinestésico involuntário em que o visto solicita ser visto novamente...*

Quando nos relacionamos com outras pessoas e tomamos a decisão de investir uma *pequena fração de tempo* em um olhar imbuído de *vontade de enxergar* é que percebemos que *eles* estão por toda parte, o tempo todo: os sinais.

Sinais ilustradores. Quando o paciente, por movimentos de bastões, cinetógrafos, pictógrafos ou emblemáticos, nos diz, por exemplo, que a dor está intensa, maior do que ele pode descrever ou suportar. Que a posição em que o deixamos no leito está tracionando a sonda. Que ele não está suportando ficar entubado. E conscientes ao mesmo tempo.

---

1. Saramago, *História do cerco de Lisboa*, São Paulo, Biblioteca FOLHA, 2003, p. 149.

Sinais subliminares. Que nos permitem identificar que aquele paciente tem um elevadíssimo índice de controle intencional de seus sentimentos. Que as circunstâncias, seus preconceitos sobre sua auto-imagem não lhe permitem revelar o que realmente lhe vai no interior...

E tantos outros...

A frase do poeta português Fernando Pessoa[2] nos incita à reflexão: "O valor das coisas não está no tempo em que elas duram, mas na intensidade com que acontecem. Por isso existem momentos inesquecíveis, coisas inexplicáveis e pessoas incomparáveis..."

E fica o eco de um convite: Você tem tempo para um banquinho hoje?

REFERÊNCIAS

1. HOHLFELDT, A., MARTINO, L., FRANÇA, W. *Teorias da comunicação: conceitos, escolas e tendências.* São Paulo, Vozes, 2001.
2. SILVA, J. A., SILVA, M. J. *Expressões faciais e emoções humanas — levantamento bibliográfico.* Brasília *Rev. Bras. Enfermagem*, 48(2), 1995.
3. BEAR, J., CONNORS, M., PARADISO, P. *Neurociências.* 2ª ed. Porto Alegre, Artmed, 2000, p. 580-604.
4. LITTLEJOHN, S. W. *Fundamentos teóricos da comunicação humana.* São Paulo, Zahar, 1988, p. 111-14.
5. SILVA, M. J. *Comunicação tem remédio: a comunicação nas relações interpessoais em saúde.* São Paulo, Gente, 1996.
6. GAIARSA, J. *O olhar.* São Paulo, Gente, 2000.

---

2. Pessoa, in *Revista Nova Escola* 172: 70, 2004.

O tempo do enfermeiro com a família na unidade de terapia intensiva

Cândida Márcia de Brito

O MOMENTO DO ENCONTRO...

Estabelecer uma comunicação efetiva é um passo fundamental nas relações diárias, um ponto que parece a princípio fácil de ser desenvolvido, mas quantas vezes não ouvimos expressões como: "Mas eu falei...", "Eu orientei todos os passos direitinho...", "Estava escrito como fazer...".

Uma comunicação ineficaz pode gerar erros, mal-entendidos e suposições. Situações que não desejávamos que acontecessem e que, a princípio, eram simples podem vir a tornar-se grandes conflitos.

Na área da saúde, a comunicação é um instrumento essencial, usado diariamente no contato com pacientes, familiares e outros profissionais.

A unidade de terapia intensiva (UTI) é caracterizada pelo atendimento de pacientes graves que possuem características comuns, como instabilidade hemodinâmica e insuficiência respiratória, e/ou que necessitam de monitorização e acompanhamento como uma medida preventiva[1].

A internação na UTI é um momento que pode desencadear estresse, tanto para o indivíduo e a equipe como para a família. Culturalmente a UTI é um ambiente desconhecido e incerto, que traz aos pacientes e familiares uma idéia de gravidade associada com a perda que, muitas vezes, não é real.

A equipe de Enfermagem dedica grande energia aos cuidados do paciente criticamente enfermo e pouca à família, que muitas vezes vive uma situação de crise pela hospitalização. Esse contato com os familiares ocorre de forma fragmentada, em curtos períodos, geralmente de visita ao familiar enfermo, e as intervenções são generalizadas e baseadas nas necessidades que a equipe entende que a família possui, e não nas reais necessidades de cada familiar[2].

Estabelecer um vínculo com o paciente e, principalmente com sua família, mantendo uma comunicação efetiva, é um processo desafiador para a equipe de Enfermagem, construído passo a passo, e dia após dia.

A COMUNICAÇÃO ENTRE ENFERMEIRO E FAMÍLIA NA UTI

Uma característica da boa comunicação é a capacidade de trocar ou discutir idéias, de dialogar, de conversar com vistas ao bom relacionamento entre as pessoas[3].

A comunicação efetiva na Enfermagem é um grande desafio, em especial para o enfermeiro que lida com sua equipe (enfermeiros, técnicos de Enfermagem e auxiliares de Enfermagem), com os demais membros da equipe multidisciplinar (médicos, fisioterapeutas, assistente social, psicólogos, nutricionistas, entre outros) e com o paciente e sua família, para a qual será destinado nosso enfoque.

Na UTI muito pouco de nossas ações estão voltadas para os familiares e, quando são realizadas, se restringem ao atendimento de nossas necessidades ou de questionamentos feitos pelos familiares, não ocorrendo um maior envolvimento com a família e/ou o envolvimento desta no cuidado com o paciente[2,4].

Na área da saúde é fundamental saber lidar com gente, pois somente pela comunicação efetiva é que o profissional poderá ajudar o paciente — em especial a enfermeira, por interagir diretamente com o paciente, precisando estar mais atenta ao uso adequado das técnicas da comunicação interpessoal[5].

Historicamente a família sempre esteve afastada da UTI, com rotinas rigorosas de visitas, às vezes com limite até para a visualização do paciente — em virtude da gravidade de seu estado —, por uma estrutura física inadequada à permanência de um acompanhante, bem como pela limitação de informações. Felizmente esse contexto vem se modificando e, progressivamente, a família está cada vez mais presente na UTI e na assistência prestada a seu familiar.

A rotina diária tende a inibir a percepção dos profissionais, levando a uma maior valorização do fisiológico e a uma exclusão do ser psicossocial e psicobiológico, o que não pode ocorrer, pois estas facetas não são autônomas; e como profissionais devemos considerar o seu todo, ou seja, como o indivíduo se comporta, o que ele sente e pensa[5]. Essa situação ocorre com freqüência com os profissionais da UTI, que tendem a voltar sua atenção para a gravidade do paciente, os aparelhos que o cercam e os procedimentos a ser realizados.

O profissional precisa estar atento para saber decodificar, decifrar e perceber o significado das mensagens enviadas pelos pacientes críticos, para só então estabelecer um plano de cuidados adequado e coerente com suas necessidades. Para isso é necessário estar atento à comunicação verbal e não-verbal do familiar, do paciente e... à sua própria[5].

O TEMPO DE CADA UM...

Tempo é definido como a sucessão dos anos, dos dias, das horas etc., que envolve para o homem a noção de presente, passado e futuro, e ainda como momento ou ocasião apropriada para que uma coisa se realize[6].

A simples citação do termo UTI já é um fator que gera estresse e ansiedade em um indivíduo, por ser uma unidade de atendimento a pacientes graves, um ambiente desconhecido, que pode significar a perda de um ente querido. Um ambiente onde o tempo é preciso para todos que com ele estão envolvidos. Para os profissionais que atuam na unidade, o tempo é uma constante: os medicamentos têm seu tempo certo de infusão e administração, procedimentos devem ser realizados rapidamente e com eficácia, condutas devem ser tomadas e modificadas no tempo correto — ou seja, na UTI tempo é vida, e os profissionais lidam com isso durante todo o período em que ali estão. Para família e paciente é um tempo do qual muitos não gostam de lembrar, pelo sofrimento, pela dor, pelo risco da perda que emerge com a internação na UTI.

O tempo é recurso fundamental da nossa vida, a matéria-prima básica de nossa atividade[7]. A partir disso, podemos refletir: qual é o tempo ideal para a família de um paciente da UTI? Com certeza cada um teria uma resposta, muitas são as variáveis envolvidas, como o que levou esse indivíduo a necessitar de uma internação na UTI, o vínculo desse familiar com o paciente, sua disponibilidade de horário para estar presente ao lado de seu familiar enfermo, qual a estrutura e as condições desse familiar para interpretar procedimentos e ações realizados com seu familiar.

Ao enfermeiro que estiver cuidando desses pacientes caberá o levantamento e a tentativa de trabalhar as necessidades sentidas pela família, procurando trazê-la sempre para junto do seu familiar e auxiliando na sua recuperação. Para isso, necessita de um vínculo efetivo com o paciente e com sua família.

Não existe um tempo ideal para a formação do vínculo enfermeiro–família, pois é algo que se forma em cada caso de forma diferente e única, através de um gesto, depois de dias, uma acolhida, um nome semelhante, um cumprimento, um olhar, entre infinitas formas e meios que envolvem e permeiam o processo comunicativo.

O que podemos afirmar é que a família necessita de um tempo exclusivo da atenção do enfermeiro, e este deve estar atento às necessidades dela e procurar colaborar para resolvê-las, bem como proporcionar à família a sua participação no cuidado do paciente.

BARREIRAS DA COMUNICAÇÃO NO BINÔMIO ENFERMEIRO–FAMÍLIA

Qualquer falha no processo de comunicação pode torná-lo ineficaz, sendo diversas as barreiras e limitações encontradas. São barreiras: a falta de capacidade de concentração, a pressuposição de entendimento, a ausência de significado comum, a influência de mecanismos inconscientes e limitações do emissor/receptor[3].

Podemos citar como exemplos de barreira na UTI: a falta de um ambiente reservado para o atendimento da família, a falta de *feedback* quando se explica ou se orienta sobre algo, a linguagem não-verbal expressa pelo profissional — que, muitas vezes, não quer falar com a família, então não olha diretamente, interrompe suas falas e não dá espaço para a família se expressar.

Temos ainda as barreiras pessoais que causam impedimentos naturais na comunicação, como: a linguagem (uso de termos técnicos), palavras que sugerem preconceitos, impaciência, mensagem incompleta, impedimentos físicos (surdez, mutismo), fatores psicológicos (personalidade, sentimentos e emoções), diferenças educacionais (formação profissional e cultural) e barreiras organizacionais (*status* de uma pessoa em determinada organização)[5].

Em estudo que aponta as dificuldades dos enfermeiros em relação às orientações fornecidas aos familiares em UTI, constatou-se que de 7 enfermeiros, 5 relataram possuí-las, sendo citados como motivos: estado emocional alterado do familiar, falta de informação a respeito do paciente, tempo escasso, desencontro com familiares e incertezas de poder ou não transmitir questões clínicas a respeito do paciente[8]. As autoras desse estudo concluem que a falta de uma sistematização da assistência de Enfermagem estendida à família também é uma barreira limitante à formação de um vínculo efetivo.

A UTI vista como um ambiente desconhecido e que gera estresse nos indivíduos também já é uma barreira na comunicação. Em outro estudo com familiares e pacientes, encontrou-se uma categoria denominada "à beira do abismo: um lugar desconhecido e assustador", em que se retrata a falta de informação e de conhecimento prévio em relação à UTI, o uso de terminologias específicas, a falta de compreensão do contexto familiar por parte dos profissionais, o estigma da UTI como local vinculado à morte, ao sofrimento e ao isolamento social[9].

Em relação a utilização do tempo de trabalho, outro estudo demonstrou que, em média, o enfermeiro dedica 42,92% do seu tempo a atividades administrativas, 17,65% a atividades assistenciais e 39,43% a atividades não-específicas, ou seja, desenvolvendo funções que não são obrigatoriamente do enfermeiro e que podem ser desenvolvidas por outros profissionais[10].

Possíveis caminhos... Algumas estratégias facilitadoras

O profissional de saúde precisa se assumir como produtor consciente de linguagem e como elemento transformador e intérprete de mensagens, e para isso deve apaixonar-se pela idéia de compreender as pessoas, diminuindo seus preconceitos[5].

Conhecer o processo de comunicação, suas fases e dificuldades, seus desafios e dimensões, facilita para o profissional desenvolver sua comunicação, que, como qualquer outra habilidade, pode ser melhorada, não havendo caminhos prontos. Alguns pontos apresentados a seguir têm apenas a intenção de facilitar a comunicação enfermeiro–família, otimizando inclusive seu tempo na assistência prestada.

Um ponto crucial que o enfermeiro deve desenvolver para estabelecer uma relação com a família é o *saber ouvir* o outro; dar oportunidade para o familiar expor suas idéias, seus medos e pensamentos, se possível sem limitá-lo e demonstrando atenção; se necessário, pontuando os assuntos que deseja abordar, delicadamente.

A linguagem a ser utilizada deve ser compreensível aos leigos, transmitindo informações claras e objetivas. Informações em "mediquês" devem ser evitadas. Economizar palavras hoje pode levar a um enorme gasto de energia amanhã; é preferível ser prudente, utilizar um enfoque realista e não economizar palavras. Se for estabelecido logo de início um bom vínculo com a família, teremos menos problemas pela frente[11]. É necessário evitar o uso de termos técnicos, buscando sempre um *feedback* de compreensão da informação dada, para evitar distorções e mal-entendidos.

Ressalta-se a importância de usar termos simples e adequados, bem como a necessidade de passar à família um quadro honesto do estado de saúde do paciente, checando sempre seu entendimento[11].

Em um estudo acerca das necessidades apresentadas pelos familiares de pacientes da UTI, as principais constatadas foram: sentir que o pessoal do hospital se interessa pelo paciente; estar seguro de que o paciente está recebendo o melhor tratamento; sentir que há esperança de melhora e ter perguntas respondidas com franqueza[12].

Podem-se utilizar algumas dicas para se convencer verbalmente: ser específico quando transmitir um dado — procurando focalizar, compartilhar dificuldades e experiências vividas; ouvir com atenção e pedir opinião — dar espaço para o outro se expressar; não camuflar opiniões, ser informal — explicar de maneira simples; elogiar com sinceridade e objetividade — dar reforço positivo e refletir sobre as críticas recebidas, evitando ignorá-las ou dar desculpas[5].

Na interação pessoa–pessoa ainda temos a comunicação não-verbal, que pode ser definida como toda informação obtida por meio de gestos, posturas, expressões faciais, orientações do corpo, singularidades somáticas, naturais ou artificiais, organização dos objetos no espaço e também pela distância mantida entre os indivíduos[5]. A comunicação não-verbal expressa sentimentos muitas vezes não revelados na fala, e o profissional deve estar atento para captar e interpretar estes sinais, pois é por onde mais as pessos se expressam verdadeiramente (não são todos os sinais não-verbais sobre os quais temos controle e consciência).

Concluindo a reflexão

O envolvimento da família no processo de recuperação do paciente na UTI vem ocorrendo cada vez mais; o que era apenas um horário restrito de visita vem se tornando um espaço da presença da família, com horários flexíveis de visita e/ou presença permanente de um acompanhante[13]. Cabe à equipe identificar as situações em que o paciente será beneficiado com isso e propor a permanência do acompanhante.

Por lei, crianças e jovens com até 18 anos têm direito a acompanhante, devendo os estabelecimentos de atendimento à saúde proporcionar condições para permanência em tempo integral de um dos pais ou responsáveis. Tais direitos são concedidos também aos pacientes com mais de 65 anos. Cabe lembrar que a permanência do acompanhante tem como principal objetivo apoiar emocionalmente o paciente, auxiliando em sua recuperação[14].

No ambiente da UTI pediátrica e neonatal, o enfermeiro reconhece a necessidade da presença dos pais e seus benefícios, como o fortalecimento do vínculo pais–filhos e a sensação de segurança para ambos[15]. Mostrar o ambiente da UTI e seus equipamentos, explicando de uma maneira simplificada seu funcionamento e sua finalidade, é uma medida que gera segurança na família, pois esta passa a inteirar-se do ambiente, que deixa de ser frio e desconhecido para ela.

Os equipamentos que serão ou possam vir a ser utilizados no paciente são outro aspecto relevante a ser abordado com os familiares. Estar presente à beira do leito no primeiro contato do familiar com o paciente na UTI auxilia no esclarecimento do que é e para que serve cada aparelho; não se deve esquecer de explicar os alarmes existentes e qual sua finalidade, pois muitas vezes este é um fato que causa ansiedade na família, por não saber do que se trata.

A elaboração de um manual que mostra esses aspectos técnicos torna prática e objetiva esta abordagem, mas não exclui a presença e a orientação fornecida pelo profissional. O manual, se elaborado, deve ser composto numa linguagem simples e objetiva, com ilustrações que facilitem a identificação dos aparelhos; deve abordar os aparelhos que provavelmente serão utilizados, a importância de lavar as mãos antes e após a visita no contato com o paciente, os profissionais que atuam na UTI, como ocorre o sistema de informações[14].

Enfim, o enfermeiro deve estar apto a receber o paciente e sua família, promovendo um vínculo efetivo que vise uma assistência individualizada e de qualidade, minimizando a dor e o sofrimento de todos durante sua permanência na UTI. Promover uma interação efetiva com a família do paciente na UTI é um passo fundamental na recuperação da saúde deste; passo difícil de ser estabelecido na íntegra, pois envolve treino, consciência e vontade. Mas é para isso que estamos aí!

> "No novo tempo
> Apesar dos castigos
> De toda fadiga
> De toda injustiça
> Estamos na briga
> Pra nos socorrer..."
> *Ivan Lins e Vitor Martins*

REFERÊNCIAS

1. KNOBEL, E., KÜHL, S. D. Organização e funcionamento das UTIs. In: KNOBEL, E. (org.). *Condutas no paciente grave*. 2ª ed. São Paulo, Atheneu, 1998, p. 1315-1333.

2. MOLTER, N. Needs of relatives of critically ill patients: a descriptive study. *Heart & Lung,* 3(2): 332-339, 1979.

3. BITTES, Jr., A., MATHEUS, M. C. C. Comunicação. In: CIANCIARULLO T. I. *Instrumentos básicos para o cuidar. Um desafio para qualidade da assistência*. São Paulo, Atheneu, 1996, p. 61-73.

4. NASCIMENTO, E. R. P, MARTINS, J. J. Reflexões acerca do trabalho da Enfermagem em UTI e a relação deste com o indivíduo hospitalizado e sua família. *Nursing,* 29(3): 26-30, out. 2000.

5. SILVA, M. J. P., *Comunicação tem remédio. A comunicação nas relações interpessoais em saúde*. 4ª ed. São Paulo, Gente, 1996, 133p.

6. FERREIRA, A. B. O. *Dicionário Aurélio básico da Língua Portuguesa*, Rio de Janeiro, Nova Fronteira, 1988.

7. CHAVES, E. *Administrar o tempo é planejar a vida*. Resumo do livreto do autor, 1992.

8. DOMINGUES, C. I., SANTINI, L., SILVA, V. E. F. Orientações aos pacientes e familiares: dificuldade ou falta de sistematização. São Paulo, *Rev. Esc. Enferm.* USP, 33(1): 39-48, mar. 1999.

9. LEMOS, R. C. A., ROSSI, L. A. O significado cultural atribuído ao centro de terapia intensiva por clientes e seus familiares: um elo entre a beira do abismo e a liberdade. Ribeirão Preto, *Rev. Latino-Am. Enfermagem,* 10(3): 345-357, maio/jun. 2002.

10. LUNARDI, V. L., FILHO LUNARDI, W. D., BORBA, M. R. Como o enfermeiro utiliza o tempo de trabalho numa unidade de internação. Brasília, *Rev. Bras. Enferm.,* 47(1): 7-14, mar./abr. 1994.

11. CONCEIÇÃO, A. N. et al. Boletim médico:... em mediquês? In: ORLANDO, J. M. C. *UTI: muito além da técnica... a humanização e arte do intensivismo.* São Paulo, Atheneu, 2001, p. 97-100.

12. MORGON, F. H., GUIRARDELLO, E. B. Validação da escala de razão das necessidades de familiares em unidade de terapia intensiva. *Rev. Latino-Am., Enfermagem,* 12(2): 198-203, 2004.

13. SANTOS, C. R., TOLEDO, N.N., SILVA, S. C. Humanização em UTI: paciente-equipe de Enfermagem-família. *Nursing,* 17(2): 26-29, 1999.

14. ABRÃO, A. M., COSTA, J. I., ORLANDO, J. M. C. Guia de orientação ao visitante: uma receita simples e eficaz. In: ORLANDO, J. M. C. *UTI: muito além da técnica... A humanização e a arte do intensivismo (e muitas outras "dicas" úteis para o dia-a-dia).* São Paulo, Atheneu, 2001, p. 85-91.

15. ABÉDE, L. M. R., ÂNGELO, M. Crenças determinantes da enfermeira acerca da presença dos pais em unidades neonatais de alto-risco. *Rev. Latino-Am, Enfermagem,* 10(1): 48-54, jan. 2002.

Ocupado demais para perder tempo se comunicando com o paciente

Márcia Maria Giglio de Almeida

> "As pessoas não têm tempo para conhecer quaisquer coisas. Elas já compram tudo pronto nas lojas", dizia a inteligente raposa para o pequeno príncipe.
>
> *Saint-Exupéry*

As atividades de Enfermagem durante o plantão seguem uma rotina sistematizada que deve ser cumprida em determinado espaço de tempo. O tempo necessita ser administrado com sabedoria, pois tempo é dinheiro.

A gerência de Enfermagem dimensiona seu pessoal com base no cálculo de horas de trabalho (tempo) que serão gastas nos procedimentos, de acordo com a complexidade da assistência exigida para o cuidado do paciente. Geralmente é uma luta insana negociar um dimensionamento adequado para o pessoal da Enfermagem, pois os administradores querem gastar o mínimo possível com o RH, cuja folha de pagamento corresponde em média a 60% das receitas hospitalares.

Trabalhando em um serviço público, perdi as contas do número de vezes em que fui solicitada para redimensionar o pessoal da minha equipe. Todas as vezes em que apresentei o número de pessoal necessário quase de acordo com a normatização do COFEN, ouvi sempre a mesma desculpa: "Esse número é utópico, nem nos serviços particulares tanta gente assim é contratada". Sem dúvida essa afirmação é feita levando-se em conta apenas o cuidado físico do paciente, que geralmente fica bastante sobrecarregado, especialmente quando falta um elemento da equipe.

O pior de tudo é que parece que vamos nos acostumando com essa desculpa e nos sujeitamos a trabalhar com pessoal aquém das nossas necessidades, em prejuízo da assistência ao paciente, pois cirurgias, exames, visitas médicas e de Enfermagem e outros tantos procedimentos obedecem a um cronograma baseado no TEMPO QUE REGE TODAS AS ATIVIDADES DE NOSSA VIDA!

O TEMPO DA VIDA

A vida... O que é a vida? É um espaço de tempo que Deus concede a cada um para administrar (viver). Às vezes estamos tão preocupados com o tempo, que a vida passa sem a gente viver!

Todos nós ganhamos a cada dia 24 horas exatas, nem mais nem menos, porém para alguns o dia parece muito curto e para outros as horas rendem mais. Por que será? O segredo está na forma de administrar o tempo. Chaves[1] observa que para "administrar o tempo é necessário ter clareza cristalina sobre o que, para nós, é mais prioritário, entre as várias coisas que precisamos e desejamos fazer – e tomar providências para que essas coisas mais prioritárias sejam feitas, sabendo que as outras nunca vão ser feitas (mas tudo bem, elas não são prioritárias mesmo!)".

As coisas prioritárias dividem-se em importantes e urgentes, e fazem parte da lista de todo mundo, inclusive das enfermeiras. Daí o dilema de como decidir entre o que é importante e o que é necessário!

Na lida diária de uma enfermeira, ela julga muito importante prestar a assistência adequada ao seu paciente e crê ser necessário ter uma linha aberta de comunicação com ele, incluindo a família. Como o relógio não pára, ela terá de administrar o tempo da melhor maneira possível na execução daquilo que julga ser prioritário. Geralmente ela opta pelo cuidado físico, desconhecendo que o nível de satisfação do paciente está relacionado também com a comunicação feita durante a assistência de Enfermagem prestada.

Segundo Ley[2], muitas investigações têm sido feitas sobre os diferentes aspectos da satisfação do paciente. Esse autor tem concentrado seus esforços na satisfação do paciente com a comunicação qualitativa e quantitativa das informações recebidas nos encontros clínicos. Há grande evidência mostrando que os pacientes estão freqüentemente insatisfeitos com a qualidade e a quantidade de informações que recebem da equipe hospitalar, sentindo que não têm recebido informações suficientes.

Silva[3] observa que as reações físicas obedecem a um comando mental, provocando em primeira instância uma reação emocional, que dificilmente é relatada pelo paciente, sendo necessária atenção especial do profissional de saúde à linguagem corporal do paciente para discernir em cada contexto o que o corpo dele quer dizer sobre os seus sentimentos. Na rotina do dia-a-dia nossa percepção pode sofrer uma inibição, que deixará que nos passem despercebidas as questões realmente importantes e íntimas das pessoas, que não são verbalizadas[4].

LEMBRANDO...

Quando eu era estagiária do 2º ano de graduação em Enfermagem, ocorreram alguns episódios pitorescos que vou passar a relatar. Era comum na enfermaria do 3º andar do Hospital São Paulo ocorrer uma visita médica do professor e dos estudantes de Medicina para discussão do caso do paciente. Uma amiga minha, escalada para prestar os cuidados de Enfermagem nesse paciente, acompanhou a discussão do caso, que estava muito interessante para ela e obviamente para o paciente. O professor perguntava aos acadêmicos de Medicina o motivo pelo qual o paciente sofria de dores de cabeça intensas. Cada acadêmico arriscava uma resposta, sem sucesso, até que um deles afirmou que havia descoberto o motivo. Minha amiga relatou que naquela hora o paciente ficou com um semblante animado e prestou muita atenção na resposta que seria dada. O acadêmico disse o seguinte: "As dores de cabeça são resultado de HIPERCAPNIA". O professor elogiou a resposta. Havia terminado a discussão do caso, e eles se retiraram deixando o paciente perplexo, porque não fazia a mínima idéia do que aquilo significava; aliás, nem minha amiga, que pesquisou a respeito e posteriormente informou o paciente com palavras adequadas à compreensão dele. Ainda bem que minha amiga conseguiu ler a linguagem corporal daquele paciente.

Na mesma enfermaria, eu havia sido escalada para fazer a medicação injetável. A professora do estágio sempre dizia que antes de um procedimento deveríamos fazer um preparo psicológico para o paciente. Lá fui eu avisar a paciente que iria aplicar-lhe uma injeção. Ela olhou-me espantada e perguntou por que eu estava falando aquilo para ela. Então lhe respondi que todos os dias às 10 horas ela tinha uma injeção prescrita e eu iria aplicar-lhe a injeção aquele dia. Coitada, ela já estava tão acostumada a não receber informação e a ter seu espaço pessoal violado que se espantou quando "eu pedi licença" para penetrar nele, até pensou que seu quadro havia piorado e que ela tivesse que receber outro tipo de injeção.

Os pacientes são tão submetidos pela equipe hospitalar, sem receber quaisquer explicações, que acabam aceitando passivamente os cuidados que lhes são dispensados, sem questionamentos, embora tenham direito sobre o seu corpo, de saber o tipo de medicamento e para o que serve antes mesmo de ser administrado. Cabe a nós, da equipe de Enfermagem, que passamos a maior parte do tempo com os pacientes, mudar esse modelo de assistência e passar a tratá-los como nós mesmos gostaríamos de ser tratados.

Outra dificuldade muito presente nas instituições hospitalares é o uso de jargões médicos para comunicar-se com os pacientes. Uma auxiliar de Enfermagem que conheço contou-me um fato aparentemente engraçado, mas que relata bem como os pacientes podem estar nos fornecendo informações erradas, simplesmente por não entenderem termos técnicos, até aqueles que nos pareçam ser mais simples (um dos pacientes de quem cuidei não sabia o que significava a palavra ânus). Ela relata que um médico estava prescrevendo diariamente um laxante para um idoso que estava com diarréia. Quando ela questionou por que ele continuava prescrevendo o laxante para o paciente, ele respondeu que todo dia perguntava se o paciente havia "evacuado", e ele respondia que nem sabia o que era isso. Tal resposta foi interpretada como obstipação intestinal pelo médico, porém o que o paciente queria dizer é que não sabia o significado daquela palavra. Se o profissional houvesse reservado um pouco de tempo para prestar atenção à comunicação não-verbal do paciente, tavez ele o tivesse compreendido, tal qual aquela auxiliar.

Lembro-me de um fato interessante que ocorreu comigo quando fui submetida a uma microcirurgia de varizes no hospital em que trabalho. Acordei da anestesia na sala de recuperação anestésica e fui informada de que estava de alta médica. Minhas pernas estavam enfaixadas e elevadas, e então surgiu a primeira dúvida: "Será que posso caminhar até o carro ou é melhor ir de cadeira de rodas?" Ninguém sabia me responder. Resolvi ir andando devagar até o carro. No dia seguinte, em minha casa, surgiram outras dúvidas: Durante quanto tempo devo ficar com as pernas enfaixadas?... Quando devo retornar ao hospital?... Preciso ou não tomar algum medicamento?... Resolvi então ligar para o médico que fez a cirurgia, que, pedindo desculpas pelo ocorrido, forneceu as informações necessárias. Fiquei pensando: "Se estas coisas aconteceram comigo, que era a enfermeira responsável pelo Centro Cirúrgico, quão mais terrível não será o que ocorre com o paciente".

Barbosa e Rodrigues (apud Daniel)[4] destacam que "a comunicação é uma necessidade inata que torna possível manifestar ou exteriorizar o que se passa na vida interior... é algo mais abrangente do que somente transmitir, informar, esclarecer, revelar e expressar. Envolve sentimentos, idéias, intercâmbio mútuo... o compartilhar alegrias e tristezas é a expressão de gestos significativos"[3].

Durante dez anos trabalhei num berçário de alto risco num hospital geral na década de 1990. Contávamos com um pessoal multidisciplinar que tentava desenvolver um trabalho em equipe. Tínhamos até uma visita de equipe semanal, em que cada profissional expunha os aspectos médicos, de Enfermagem, psicológicos, sociais, fonoaudiológicos etc.

Geralmente um representante de cada área era convidado para discutir, em reunião mensal, os problemas vivenciados pela equipe interdisciplinar, e a tônica era uma só: as mães não tinham acesso às informações médicas sobre seus bebês. A justificativa era sempre a mesma — falta de tempo. A médica diarista da UTI dizia que tinha de evoluir as crianças, fazer as prescrições e preencher a solicitação de nutrição parenteral prolongada e, portanto, não tinha TEMPO para ficar recebendo os pais para dar informações. A psicóloga dizia que isso era desculpa, porque ela achava que aquela médica tinha uma dificuldade pessoal para se comunicar com os pais. Havia muitas cobranças a esse respeito para a chefia médica daquele serviço e, por fim, ficou decidido que quem daria as informações para os pais seriam os plantonistas no horário de visitas. E assim é até o dia de hoje. Acho que quem sai mesmo prejudicado são os pais, pois recebem apenas informações gerais, já que o plantonista não tem uma visão linear do estado do bebê; além disso, fica impossível a formação de um vínculo da família com um profissional plantonista que comparece apenas uma vez por semana ao serviço.

Interessante é notar que aparentemente ninguém se preocupa com esse fato, e a equipe médica acha que realmente está cumprindo o seu papel, sem perceber que a qualidade da comunicação está longe de ser a ideal para o caso.

Outro problema sério que enfrentei durante anos no Berçário era o de quando uma criança morria. Se o bebê morresse à noite, o plantonista não dava a notícia porque dizia que não achava justo acordar a mãe de madrugada e deixá-la chorando, e com essa justificativa acabava passando a missão para o diarista, que também, muito ocupado, ia protelando o comunicado. Quantas vezes me deparei com a triste cena de uma mãe que chegava ao berçário e encontrava a incubadora de seu bebê vazia, levando um grande choque e ficando indignada por não ter sido avisada antes a respeito do óbito do filho. Nesse instante, toda a equipe se mobilizava, tentando amenizar uma situação que poderia ter sido evitada caso não houvesse tantos bloqueios de comunicação.

MARCA DO APRENDIZADO

Creio que um dos casos que mais marcaram a minha vida foi o do nascimento de um bebê sindrômico, que tinha paralisia facial, micrognatia, mãos em garra (apenas com o dedo polegar e mínimo), sem um pé e com o outro pé com dedos defeituosos. Lembro-me de que o caso foi muito alarmante para a equipe. Pensavam que a mãe desse bebê havia usado Citotec (misoprostol) para tentar um aborto.

O primeiro que apareceu para visitar o bebê foi o pai, pois a mãe havia sido submetida a uma cesariana e ainda não podia andar, devido à raquianestesia. Quando ele entrou na sala onde o bebê se encontrava dentro de uma incubadora, a médica e eu acompanhamos a visita e passamos a explicar detalhadamente o caso — e que além de tudo havia uma suspeita de cegueira. Quando olhamos para o pai ele estava pálido e tonto, quase caindo de susto devido ao impacto do caso e de como foi dada a notícia. Foi só então que percebi quão inconveniente tinha sido a nossa comunicação. Resolvi remediar a situação acompanhando o pai até o alojamento conjunto para encontrar-se com sua esposa.

Quando os dois se encontraram houve um silêncio momentâneo, que traduzia a grande dor que os dois estavam sentindo. Depois ela perguntou para ele se já sabia do caso. Ele disse que sim, e ambos choraram. Eu fiquei calada... Apenas perguntei à mãe se gostaria de ver o bebê. Ela disse que sim. Levei-a de cadeira de rodas até a sala do Berçário onde estava o seu bebê. Ela olhou para ele e chorou de novo. Perguntei se ela gostaria de pegar o bebê no colo. Ela acenou com a cabeça afirmativamente. Tirei o bebê da incubadora, tendo o cuidado de acariciar as mãozinhas e os pezinhos dele, pois a psicóloga tinha me ensinado que, nestes casos, quando o profissional não demonstra repulsa pelas partes defeituosas, o estabelecimento do vínculo mãe–bebê–profissional fica mais favorável. Foi exatamente o que ocorreu — daquele dia em diante Rosa (a chamarei assim) estabeleceu um vínculo de confiança comigo que continua até hoje.

Procurei saber se ela já estava informada das más-formações congênitas antes de o bebê nascer e ela me disse que não. Então passou a me relatar como foi comunicada do nascimento do seu bebê no Centro Obstétrico. Durante a cesárea, quando nasceu seu bebê, ela percebeu um movimento que descreveu como um tumulto entre a equipe que a assistia. A médica que estava no campo cirúrgico começou a lhe perguntar se ela usava drogas, tinha algum vício ou era casada com um primo. Quando Rosa quis saber o porquê das perguntas, a médica respondeu que o bebê havia nascido com um problema nos pés. Em seguida, não satisfeita com a resposta, perguntou para a enfermeira qual era o problema que o bebê tinha nos pés, e esta lhe respondeu que depois traria o bebê para que ela o visse. Passado algum tempo, a enfermeira trouxe o bebê e o mostrou rapidamente para Rosa, que conseguiu ver muito pouco, apenas os pés, pois em seguida a enfermeira o envolveu nos campos e o levou embora dizendo que ele seria transferido para o Berçário.

Após o término da cesariana, enquanto aguardava passar o efeito da anestesia para ser transferida para a maternidade, Rosa ouviu alguém falando ao telefone o seguinte: "Nasceu um monstrinho". Rosa disse que ficou com muita raiva naquele momento, e que se pudesse levantaria dali e "socaria a cara" daquela pessoa, pois achou terrível que ela se referisse ao seu filho daquela maneira.

Senti-me muito chocada quando ela me contou estas coisas. Fiquei pensando em como gente que cuida de gente pode, muitas vezes, ser tão cruel e ferir tanto o sentimento dos outros com palavras. Acho que precisamos nos colocar no lugar dos pacientes para que sintamos na pele os efeitos de nossas falas ou de nossos silêncios, gestos e expressões faciais, toques indiferentes e mecânicos, destituídos de amor.

O bebê de Rosa ficou conosco no Berçário durante três meses. Foi descoberto que ele possuía uma síndrome rara chamada hipogênese oromandibular-membros e síndrome de Moebius (paralisia facial). Durante todo o processo de internação, ele passou por melhoras e pioras, quase foi a óbito, porém Rosa sempre recebeu de minha parte as informações verdadeiras, por piores que fossem, e assim seu vínculo comigo e com o bebê crescia a cada dia. Devido à micrognatia e à paralisia facial, o bebê tinha muita dificuldade de aceitar o leite no copinho como os demais, porém quando era Rosa que oferecia o leite ele aceitava melhor. Rosa foi treinada a cuidar do bebê e finalmente ele recebeu alta e ela o levou para casa. Antes da alta tivemos muitas conversas francas a respeito de como ela iria enfrentar a sociedade da qual fazia parte.

Depois da alta, Rosa trouxe algumas vezes várias fotos do bebê para que eu pudesse vê-las. Ela estava completamente vinculada a ele, e isso em grande parte foi possível devido à comunicação que a equipe do Berçário manteve com ela durante todo o período de internação do bebê, como cita Pinheiro[5]: "a comunicação interpessoal adequadamente estabelecida entre os profissionais de Enfermagem com os recém-nascidos e famílias pode auxiliá-los a ajustar-se e adaptar-se às várias circunstâncias do processo de hospitalização e favorecer a legitimação dos papéis paternos".

Infelizmente, quando ele já tinha quatro meses aproximadamente, após uma broncoaspiração quando internado na pediatria do mesmo hospital, e durante um procedimento de flebotomia, o filho de Rosa morreu, no plantão da tarde, quando eu já tinha ido embora. No dia seguinte ela veio me procurar antes do enterro. Fui com ela ao necrotério. Vesti o bebê gelado retirado da câmara frigorífica. Vesti as luvinhas e o bonezinho, cada detalhe que Rosa desejou, pois sabia que aquilo era muito importante para ela. Nessas situações os profissionais ficam preocupados e sofrem pela criança e seus pais, procurando demonstrar empatia[5].

Hoje Rosa tem mais dois filhos saudáveis, dos quais participei do nascimento. Com freqüência ela vem me visitar no hospital e até traz um presentinho. Na semana passada ela trouxe uma linda bonequinha de louça que ela mesma fez. Continuamos amigas, e ela não se cansa de falar o quanto eu sou importante na vida dela. Fico imaginando o que foi que eu fiz de tão especial para ser reconhecida assim. Foi pouco, muito pouco, apenas reservei tempo para comunicar-me com ela por inteiro. Quando digo comunicar-me por inteiro, refiro-me à coerência entre a linguagem verbal e a não-verbal.

Ensinando o que aprendi

Muitas vezes, quando fornecemos as informações, usamos termos técnicos e de difícil compreensão, fazendo com que o paciente não compreenda o que estamos falando. Além disso, a comunicação não se resume apenas na fala, pois segundo Silva[3] apenas 7% dos pensamentos são transmitidos por palavras, 38% por sinais paralingüísticos e 55% pelos sinais do corpo, que fala alto e sem máscaras. "Somente pela comunicação efetiva é que o profissional poderá ajudar o paciente a conceituar seus problemas e enfrentá-los, visualizar sua participação na experiência e alternativas de solução dos mesmos, além de auxiliá-lo a encontrar novos padrões de comportamento."

Pensando nesse conceito, lembro-me de uma vez em que estava acompanhando um grupo de alunas do curso de especialização em Enfermagem obstétrica na sala de parto. É comum, nesses casos, que a professora solicite ao aluno que faça o procedimento (exame de toque vaginal) e o confira em seguida. A aluna era uma pessoa muito gentil e educada, informava à parturiente qual procedimento iria realizar e até solicitava licença antes de realizar o exame de toque vaginal. Eu ficava do lado dela e discretamente perguntava algumas coisas que ela deveria avaliar durante o exame. Chamou-me a atenção a expressão facial dessa aluna. Ela ficava com um olhar de dúvida e fazendo uma "cara" de quem não estava entendendo nada. Terminado o exame, chamei-a de lado e orientei-a a ser mais cuidadosa com os sinais faciais emitidos durante o exame. Perguntei-lhe como ela achava que a parturiente se sentia observando-lhe a face durante o exame. Orientei-a que nossa expressão facial é difícil de controlar, e diz muito mais do que nossas próprias palavras; muito mais do que isso, elas contradizem o nosso discurso.

Alguns anos atrás fui transferida para o Centro Obstétrico, para coordenar o serviço de Enfermagem daquele setor. Este setor compõe-se de uma sala de admissão, três salas de pré-parto, três salas de parto e uma sala de reanimação do recém-nascido. O ambiente é restrito, pois fica contíguo ao Centro Cirúrgico. Não há janelas e a luz e a ventilação local são artificiais. A equipe de Enfermagem, médica e de limpeza veste-se com a roupa privativa e a maioria não usa um crachá de identificação, embora seja obrigatório e direito de paciente a saber quem está cuidando dela. Do lado de fora, fica o corredor de espera, com alguns bancos. No final do corredor uma guardete, cuja função é controlar o fluxo de pessoal e garantir a ordem e a segurança dos profissionais.

Tente imaginar a seguinte cena: uma gestante vinha acompanhada pelo marido até a entrada do corredor externo do Centro Obstétrico, onde se deparava com uma guardete, que impedia a entrada do acompanhante, solicitando-lhe para aguardar na sala de espera da UTI. A gestante caminhava então, sozinha, até o final do corredor, e sentava-se para aguardar sua consulta, que geralmente demorava a acontecer. Depois de algum tempo de espera, chegava a hora de ela ser avaliada. Entrava na sala, relatava sua queixa e era orientada a tirar a calcinha para o exame ginecológico. Após o exame poderia acontecer de ser internada ou dispensada porque ainda não estava em trabalho de parto. Durante todo esse tempo o marido já havia perguntado, algumas vezes, para a guardete o que estava acontecendo e ela lhe pedia para que aguardasse mais um pouco, que depois ele seria comunicado.

Todos nós sabemos que uma mulher gestante sofre uma espécie de regressão durante a gestação, ficando muito mais sensível e chorosa. Imagine que uma dessas gestantes ficasse aborrecida porque o médico ou alguém não fora tão gentil com ela quanto esperara, e saísse chorando da consulta ao encontro do marido, que a essas alturas também não estava mais "tão calmo". Pronto, a confusão estava armada. E por incrível que pareça tais ocorrências faziam parte do cotidiano quando lá cheguei. Então fiz uma pergunta simples ao pessoal: "Por que o acompanhante não pode ficar junto da paciente enquanto ela aguarda a consulta?" Todos ficaram pasmos com minha idéia. Disseram-me que seria muito perigoso, pois os maridos ameaçavam os médicos, e até um caso de agressão acontecera algum tempo atrás! Expliquei-lhes que tais fatos haviam ocorrido porque estava faltando comunicação, e os acompanhantes interpretavam os fatos segundo suas fantasias.

Depois de alguns arranjos, alterei o fluxo para a sala de admissão do Centro Obstétrico, permitindo que o marido ou acompanhante ficasse ao lado da gestante enquanto ela aguardava a consulta.

A mudança causou algumas preocupações a princípio, pois tive que explicar ao chefe da segurança e aos responsáveis administrativos, aos médicos plantonistas e auxiliares de Enfermagem que a mudança do fluxo seria benéfica e que não haveria riscos. Para acalmá-los, concordei que a guardete fizesse uma ronda pela porta da sala da admissão para checar se tudo estava indo bem.

Para surpresa de todos, exceto a minha, o fluxo funcionou muito bem, diminuíram os atritos, aumentou o nível de satisfação do usuário, e o chefe da segurança relatou-me que depois dessa alteração os problemas que a guardete tinha que resolver diminuíram consideravelmente. Isso tudo aconteceu simplesmente porque melhoramos o nível de informação para o acompanhante, que em alguns casos era até chamado ao consultório e esclarecido sobre a conduta médica com a gestante.

Notemos como é interessante a relação inversamente proporcional entre o nível de comunicação efetiva e o nível de estresse do paciente e da família. Por que será então que é tão difícil para a equipe compreender que dois minutos "perdidos" na comunicação podem evitar horas de reclamações e problemas?

O que acontecia com a gestante que estava sendo internada no pré-parto? Antes de mais nada ela tinha que se despir completamente e ficar apenas com a camisola fornecida pelo hospital. Seus pertences eram entregues ao acompanhante, que era informado que ela ficaria ali até o bebê nascer. Daí ela era encaminhada para algum leito ou maca do pré-parto, onde todos os profissionais se vestem de modo igual. Nunca vi nenhum profissional se aproximar apresentando-se e lhe informando a rotina do local — isso era coisa que ela tinha que descobrir por si mesma. Iniciava-se a rotina: coleta de sangue para exames, instalação de soro, controle de batimentos cardiofetais, toques vaginais, num ritual quase mudo, sem informações. Dificilmente algum profissional lhe dirigia a palavra chamando-a pelo nome. Era muito comum chamar a gestante de "mãe" ou "mãezinha", nome genérico e impessoal num centro obstétrico.

Lembro-me até de um caso relatado por uma amiga, professora de estágio em sala de parto, que acompanhava seus alunos ali naquele campo e presenciou um profissional fazendo um exame de toque vaginal. Ele dirigiu-se à parturiente e disse-lhe apenas algumas palavras: "Abra as pernas e vire o rosto para o lado"!!! Depois do exame ele saiu de perto sem dizer nada à paciente. Agressivo, não? O pior é que nós também podemos cair nessa cilada da falta de tempo e fazer coisas similares e tão grotescas.

Certa vez presenciei uma briga de duas médicas dentro do pré-parto. Tudo começou porque a plantonista do diurno atrasou duas horas e quando chegou começou a se queixar dos casos que haviam ficado do plantão anterior. A médica do plantão noturno ficou irritadíssima e começou a gritar com a outra ao lado de uma parturiente que estava no final do trabalho de parto. A médica da manhã também gritava. O interessante é que elas nem se importavam com a mensagem que estavam passando para aquela pobre parturiente, cujo olhar parecia-me desesperado. Tentei acalmá-la e disse que o problema era entre elas, e que tal fato não interferiria na assistência que ela iria receber, porém ela só se acalmou quando eu lhe garanti que a enfermeira obstetra que estava de plantão iria fazer o seu parto. Não era à toa que a diretoria e a ouvidoria do hospital viviam recebendo tantas queixas do Centro Obstétrico.

Salvarani e Mendes[6] observam que a comunicação enfermeiro–paciente pode conduzir a situações favoráveis ou desfavoráveis, atingindo ou não o que o paciente e o enfermeiro esperam dessa relação.

Geralmente era comum na hora do parto ouvir-se gritos desesperados. Também pudera, depois de passar pela experiência do pré-parto, creio que as parturientes ficavam com muita expectativa sobre o que iria acontecer naquela hora. E o que é que acontecia? Depois que o bebê nascia, todos estavam muito ocupados: o neonatologista queria reanimar e examinar logo o bebê; a enfermeira, pesar e identificar, pingar colírio e preencher os papéis; o obstetra, suturar a episiotomia; a circulante não via a hora que acabasse o procedimento para arrumar a sala; e a paciente... coitada... mal tinha visto o bebê e recebido informações sobre ele. Aquele momento é mágico, o corpo da mãe e o do bebê falam tantas coisas bonitas que acabam passando despercebidas pela equipe por falta de tempo. Será mesmo que leva tanto tempo para prestar atenção em coisas tão singulares e bonitas assim? Creio que o plantão seria muito mais gratificante para o profissional se ele agisse de forma bem diferente da habitual.

MUDANÇAS NA REALIDADE

Felizmente, não demorou muito tempo e veio a nova proposta da Diretoria do hospital para a humanização do parto. A rotina do Centro Obstétrico teria de sofrer algumas mudanças de condutas médicas e sociais, permitindo a presença de acompanhante na sala de admissão, no pré-parto e no parto, incluindo a cesariana.

As equipes médicas e de Enfermagem estavam relutantes, especialmente com a idéia de terem de trabalhar na presença do acompanhante. Tiveram delírios, fantasias, achavam que iam ser agredidos e resistiram ao máximo à proposta de mudanças. O ser humano é assim mesmo, detesta sair da inércia, na maioria das vezes prefere se conformar a lutar para melhorar as coisas.

A coordenação médica e a de Enfermagem providenciaram um estágio num centro de parto normal cuja proposta de trabalho era muito semelhante àquela a ser implantada no nosso serviço. Após o treinamento, alguns voltaram encantados, outros mais relutantes.

Finalmente chegou o dia "D", quando receberíamos a primeira gestante com acompanhante. Felizmente tudo correu bem. A presença do acompanhante parece que mudou bastante a postura dos profissionais em relação à parturiente no pré-parto e no parto. Começaram a se comunicar com eles, e aos poucos mudou a "cara" do serviço. Com freqüência ouvia os usuários relatarem que estavam muito satisfeitos, até aumentou nossa demanda — acho que foi por causa da propaganda dos acompanhantes. Se pararmos para pensar um pouco, o que melhorou de fato no serviço foi apenas um canal de comunicação entre profissionais, parturiente e acompanhantes. A presença do acompanhante fez com que a equipe se tornasse mais cuidadosa na sua comunicação verbal e não-verbal, simplesmente pelo fato de estarem sendo observados.

Gosto muito do pensamento de um amigo que diz: "O cheiro de adrenalina contagia toda a equipe". Na verdade, o que ele quer dizer é que uma pessoa descontrolada, com gestos e comunicação alterados, tem o poder de influenciar em cadeia as pessoas ao redor.

Outro aspecto importante a se considerar é que não é apenas o corpo do paciente que fala, mas que as nossas mensagens são também interpretadas pelo nosso comportamento além da nossa fala. "Por isso, podemos aumentar nossa efetividade na comunicação ao tomar consciência da importância da linguagem corporal, principalmente no tocante à proximidade, postura e contato visual."[4]

Gaiarsa[7] relata que a maioria das pessoas acredita que ao falar "o que é importante é o rosário das palavras, e que, implicitamente, a música da voz e a dança dos gestos estarão completamente de acordo ou integradas às palavras ditas". Nesse processo, é importante que as interações verbais e não-verbais sejam congruentes, para evitar um estado de insatisfação traduzido em sentimento negativos, traduzidos inclusive pela mídia.

Silva[8] refere que "os sinais não-verbais emitidos e percebidos contribuem para gerar vínculos de confiança". É mais fácil confiar em alguém quando há coerência entre o dizer e o agir. A desconfiança surge quando, mesmo que a pessoa diga algo concordante com nossa idéia, sentimos algo discordante em seu comportamento.

Como a comunicação envolve proximidade, postura e contato visual, nos incomodamos com tantas facetas da comunicação que acabamos justificando nossas dificuldades nesse sentido como falta de tempo.

Carvalho, Bachion, Ferraz e Delloiagono (apud Mehrabian)[9] observam que a distância entre o comunicador e seu destinatário é inversamente proporcional ao nível de agrado que o comunicador tem em relação a ele — o contato visual é mínimo para aqueles que não são do agrado do comunicador. Há também maior contigüidade da fala quando é estabelecida com alguém de quem gostamos em relação à estabelecida com uma pessoa de quem não gostamos[8].

Algumas vezes utilizamos o contato impessoal na assistência de Enfermagem para evitar o nosso próprio sofrimento diante de uma situação dolorosa vivenciada pelo paciente. Nesses casos, nos fazemos ocupados e sem tempo para não nos vincular com aquele ser sofredor. Outras vezes, a situação pode ser inesperada, como o nascimento de um bebê malformado, que gera um sentimento desconfortável em toda a equipe.

Darling e Darling[10] observam que aqueles que são "diferentes" são estigmatizados e rejeitados por aqueles que são "normais". A dor, a frustração e a ansiedade dos profissionais resultam em atitudes rudes, jargões técnicos demonstrando insensibilidade e outros comportamentos bem conhecidos que os auxiliam a distanciar-se dos pais justamente quando eles mais necessitam do contato humano.

Herkert, no prefácio de Manfred Mietbe[11], observa: "Encontramos tempo para uma infinidade de coisas secundárias, enquanto para aquelas que são realmente importantes ele sempre acaba faltando. No entanto, há tempo suficiente para tudo: afinal cada um de nós tem toda a vida a sua disposição. O que conta mesmo é a maneira como distribuímos o tempo. E é justamente neste ponto que devemos iniciar uma mudança na nossa maneira de pensar"[10].

FAZENDO UM BALANÇO

O que será realmente prioridade na assistência de Enfermagem? O cuidado? A comunicação? Ou ambos?

Será que se nos dispusermos realmente a pensar numa forma de trabalho não conseguiremos no mesmo intervalo de tempo fazer as duas coisas juntas? Por que fazer uma assistência fragmentada? Quanto tempo leva para olhar nos olhos do paciente durante o cuidado? Que diferença de tempo há em mudarmos o toque impessoal para o toque terapêutico? Quanto tempo a mais iremos gastar se conversarmos com o paciente durante nossos cuidados? E que tal prestar atenção na linguagem não-verbal do paciente?

Silva[8] diz que é necessário ter paciência, persistência, auto-observação constante e treino contínuo no dia-a-dia de nossa capacidade de nos expor, de prestar atenção nas pessoas e responder aos estímulos com habilidade no contato humano. Ressalta ainda que houve grande evolução técnica no caso de enfermeiros e profissionais da saúde, porém nas questões éticas nem sempre conseguimos manter a humanização nas pequenas coisas, como o olhar nos olhos, o sorrir, o sentar, o ouvir e o apertar de mãos.

Creio que tais práticas não irão aumentar as horas de Enfermagem planejadas para o cuidado do paciente, porém farão enorme diferença nesse cuidado, gerando com certeza satisfação para ambos.

Existe uma regra áurea ensinada por Cristo que deveria ser colocada em prática em nossas atividades diárias. Ela diz assim: Trate o outro como quer que o outro trate você[12].

O hospital é um lugar em que ninguém gostaria de estar, se pudesse escolher, exceto nós, profissionais de saúde, desde que estejamos lá para trabalhar, é claro! Todos, até nós, quando hospitalizados, experimentamos sentimentos de tensão e apreensão que poderão ser dirimidos através das relações interpessoais equilibradas.

Sabemos que o indivíduo quer que o deixemos falar, que nos mostremos interessados naquilo que está falando e com tempo disponível para ouvir o que ele tem a dizer: dessa maneira as tensões são controladas e o paciente sente-se mais relaxado[6].

"É preciso compreender, de uma vez por todas, ou permanecer alienado para sempre, que o individual é sempre único, quer estejamos nos referindo a pessoas, quer a momentos ou situações. A realidade jamais se repete e nada é absolutamente igual a nada."[13] Então aproveite cada minuto para fazer o seu melhor!

"Compositor de destinos
Tambor de todos os ritmos
Tempo, tempo, tempo, tempo
Entro num acordo contigo
[...]
Peço-te o prazer legítimo
E o momento preciso
Tempo, tempo, tempo, tempo."

Caetano Veloso

REFERÊNCIAS

1. CHAVES, E. O. C. *Administrar o tempo é planejar a vida*. Resumo do livreto do autor, 1992.
2. LEY, P. *Communicating with patients: improving communication, satisfaction and compliance*. Cambridge, Chapman and Hall, 1988.
3. SILVA, M. J. P. *Comunicação tem remédio: a comunicação nas relações interpessoais em saúde*. 2ª ed. São Paulo, Gente, 1996.
4. BARBOSA, J. C., RODRIGUES, A. R. F. *Experimentando interações terapêuticas de Enfermagem junto ao paciente renal*. Anais do 3º Simpósio Brasileiro de Comunicação em Enfermagem, Ribeirão Preto, 1992, p. 404.
5. PINHEIRO, E. M. *Sendo mediada pela força da motivação: o significado da comunicação para as profissionais de Enfermagem na interação com o recém-nascido e a família*. Tese. São Paulo, Escola de Enfermagem da Universidade de São Paulo, 2003.

6. SALVARANI, M. C. C., MENDES, I. A. C. *Comunicação enfermeiro-paciente: expectativas nas situações de medo e tensão*. Anais do 3º Simpósio Brasileiro de Comunicação em Enfermagem, Ribeirão Preto, 1992, p. 231-232.
7. GAIARSA, J. A. *O que é o corpo*. 7ª ed. São Paulo, Brasiliense, 2002.
8. SILVA, M. J. P. *Análise comparativa da aplicação de um programa sobre comunicação não verbal para enfermeiros hospitalares*. Tese. São Paulo, Escola de Enfermagem da Universidade de São Paulo, 1998.
9. CARVALHO, E. C., BACHION, M. M., FERRAZ, A. E. P., DELLOIAGONO, A. A. *A atração interpessoal no cuidado de Enfermagem*. Anais do 3º Simpósio Brasileiro de Comunicação em Enfermagem, Ribeirão Preto, 1992, p. 47.
10. DARLING, R. B., DARLING, J., *Children who are different: meeting the challenges os birth defects in society*. St. Louis, Mosby, 1982.
11. HERKERT, R. *Pausa de 90 segundos: exercícios rápidos para relaxar*. São Paulo, Casa do Psicólogo, 1994.
12. *Bíblia*. Evangelho de S. Lucas, capítulo 6, versículo 31.
13. GAIARSA, J. A. O olhar. São Paulo, Gente, 2000.

Sistematizar é perder tempo?

Simone de Freitas Duarte Oliveira

"Só depois de amanhã...
Hoje quero preparar-me,
Quero preparar-me para pensar
amanhã no dia seguinte...
Ele é que é decisivo.
Tenho já o plano traçado; mas não,
hoje não traço planos...
Amanhã é o dia dos planos."

Fernando Pessoa

REFLETINDO

A sistematização da assistência de Enfermagem (SAE) vem sendo largamente utilizada nos últimos anos como método científico para instrumentalizar a resolução de problemas dos pacientes e tornar o cuidado individualizado, além de embasar e fundamentar cientificamente as ações do enfermeiro.

Sendo assim, o Conselho Federal de Enfermagem (COFEN)[1] considerou em sua Resolução 272, de 2002, ser incumbência privativa do enfermeiro o processo de Enfermagem em sua implantação, planejamento, organização, execução e avaliação. Esse processo compreende as etapas: histórico, exame físico, diagnóstico, prescrição e evolução de Enfermagem. O COFEN considera, ainda, que a implementação da SAE constitui, efetivamente, melhora na qualidade da assistência de Enfermagem. Assim, nas instituições de saúde e na assistência domiciliar existe a obrigatoriedade de sua realização.

Vale apresentar algumas definições dadas ao processo de Enfermagem. Para Horta[2], esse processo representa a "dinâmica das ações sistematizadas e inter-relacionadas visando a assistência do ser humano". Segundo Iyer, Taptich e Bernocchi-Losey[3] o mesmo processo é visto como o método do qual essa estrutura é aplicada à prática de Enfermagem, em que as fases são inter-relacionadas e interagem para a solução de problemas, num espaço para definir as ações de Enfermagem. Para Smeltzer e Bare[4] ele é uma "abordagem de solução de problemas para satisfazer as necessidades de Enfermagem e de cuidado de saúde de uma pessoa".

Pode-se dizer que para o desenvolvimento do processo de Enfermagem é necessário mais que habilidade técnica e cognitiva do enfermeiro, uma vez que o processo é dinâmico e interpessoal. É necessário o uso de habilidade do pensamento crítico para que o enfermeiro, na tomada de decisão, identifique corretamente as necessidades do paciente e determine ações para satisfazê-las.

Outro fator determinante para que o processo de Enfermagem seja realizado é a crença do enfermeiro em relação ao próprio processo[5, 6], como facilitador e direcionador de suas ações, pois se ele não acreditar nessa importância nada executará ou o fará insatisfatoriamente. Ninguém executa bem uma tarefa na qual não acredita. Logo, o comprometimento do enfermeiro é fator importante para o desenvolvimento do processo. Se estiver comprometido com sua prática, possuirá consciência de sua responsabilidade ética e profissional. O profissional comprometido é aquele que não se acomoda, nem "deixa para depois"; busca constantemente soluções para os problemas, não só dos pacientes, mas também de sua equipe e local de trabalho, empenhando-se para melhorar a qualidade da assistência prestada.

Apesar de ser uma atividade privativa do enfermeiro, o processo de Enfermagem, para ser realizado integralmente, necessita da colaboração de toda a equipe de Enfermagem, uma vez que o planejamento da assistência é desenvolvido pelo enfermeiro, mas o cuidado ao paciente tem sido executado principalmente pelo pessoal de Enfermagem de nível médio[7]. E a desvalorização da SAE pela equipe de Enfermagem tem sido apontada como obstáculo para sua execução[5, 8]. Assim, é de fundamental importância que não só o enfermeiro passe por orientação e treinamento, mas toda a equipe de Enfermagem. A educação continuada deve ser realizada em conjunto com os enfermeiros das unidades, para que os treinamentos e reciclagens sobre o processo aconteçam não só no momento de sua implementação, mas também continuamente, enfocando todos os elementos[5, 6, 7]. Quando a equipe está treinada e orientada para o processo de Enfermagem e existe coesão, ou seja, todos estão com o mesmo objetivo, há maior chance de efetividade da SAE.

A esse quadro deve-se acrescentar outra habilidade que o enfermeiro precisa ter para alcançar uma relação de confiança com o paciente e poder desenvolver o processo: a comunicação. A comunicação interpessoal ocorre no contexto da interação face a face[9], sendo importante para o enfermeiro lembrar que, quando executa a SAE, precisa ser compreendido e compreender o outro.

Na realização do histórico de Enfermagem, por exemplo, o enfermeiro utiliza a entrevista e, dependendo de sua capacidade de comunicação, sua meta pode ou não ser alcançada, uma vez que, segundo Silva[9], a coleta de dados é a base para as demais etapas, e se feita incorretamente ou de forma insuficiente resulta em planejamento e implementação equivocados. Ganha destaque também no processo de Enfermagem a comunicação escrita, que diz respeito a toda uma documentação representada pelo registro no prontuário do paciente, que possibilita um mecanismo de troca de informações e demonstra o trabalho executado pela equipe de Enfermagem, permitindo avaliar eficiência e eficácia da assistência prestada, além de seu reconhecido valor legal[9, 10].

Em relação à comunicação escrita, vale ressaltar que, para ser efetivos, esses registros devem ser completos, objetivos, claros e concisos, sem preconceitos, valores ou julgamentos; suas citações devem ser compreendidas por todos os membros da equipe a que se destinam, sem apresentar rasuras e utilizando abreviações somente aprovadas no local[9, 10].

Até aqui a importância da realização efetiva da sistematização da assistência de Enfermagem foi abordada. Mas como isso vem ocorrendo na prática?

A PRÁTICA DIÁRIA E O *TEMPO*

Apesar de toda a proposta lógica do processo de Enfermagem, parece que a essência da profissão de Enfermagem, que é a arte de cuidar, tem estado em segundo plano. Quanto estão os enfermeiros distantes de seus pacientes... Gotardo[11] ressalta que os enfermeiros têm conhecimento sobre a arte de cuidar e atuam pautados nela, porém não demonstram reconhecer essa prática como arte.

O que se vê, portanto, com muita freqüência é o enfermeiro assistencial desenvolvendo ações burocráticas, mergulhado em atividades rotineiras de controles e registros e, conseqüentemente, perdendo a noção de que seu principal papel é cuidar. Gotardo[11] observa que "as enfermeiras fazem muito, porém pouco questionam o seu fazer, permanecendo distantes dos clientes/pacientes, privilegiando um fazer com base em normas e rotinas em detrimento da solidariedade, sensibilidade, criatividade e de uma ética espontânea". Por que essa dicotomia teoria–prática?

A análise da prática diária da Enfermagem evidencia a importância do pensamento crítico para que o enfermeiro realize o processo, levando em consideração que um pensador crítico é organizado, sistemático e reflexivo, acreditando ter muito o que aprender sobre ele. Quando usa o pensamento crítico, o enfermeiro analisa os aspectos importantes, examina os dados, identifica as necessidades e questiona aquilo que não é consistente ou importante. Em termos práticos, trabalha somente naquilo que é necessário e lhe diz respeito, sem devaneios e, principalmente, sem *perda de tempo*. Esse enfermeiro consegue planejar melhor suas ações e com maior abrangência, maximizando e elevando a qualidade de sua assistência.

Infelizmente, é comum presenciar cenas como a de um enfermeiro, com o prontuário na mão, perguntando ao auxiliar de Enfermagem se o paciente ainda está de sonda vesical, se a lesão do paciente melhorou com o novo curativo ou se o paciente tem sentido dor. O que esse enfermeiro avaliou e analisou para poder planejar sua assistência? Como vai evoluir ou prescrever um curativo que ele nem observou? Será que o enfermeiro pensador crítico teria essa atitude?

Se esse enfermeiro fosse questionado sobre sua atitude, provavelmente sua justificativa seria: não daria tempo de ir até o paciente, portanto perguntou ao auxiliar de Enfermagem; ou ainda que o paciente ou a família começariam a conversar e ele acabaria se atrasando. Na verdade, o tempo (ou a falta dele) tem sido a desculpa freqüente. Realmente, o tempo passa a sensação de que tudo transcorre com muita rapidez. Mas a verdade é que mesmo 24 horas sempre parecerão pouco para quem tem muito a fazer. Será que são dedicadas horas demais àquilo que não carece de um tempo prolongado? Ou ainda que, por não estabelecer prioridades, coisas sem necessidade são resolvidas e outras mais importantes ficam por fazer?

Sumarizando os pontos que já foram apresentados para a efetividade da SAE, sem dúvida a crença do enfermeiro é vital: quando ele acredita no processo de Enfermagem passa a querer fazê-lo, passa a ter interesse em sua implantação e em sua efetividade[6]. Dessa forma, o enfermeiro tem vontade de resolver os problemas do paciente, de ajudá-lo.

Voltando ao episódio apresentado anteriormente, se o enfermeiro tivesse real vontade de resolver o problema e cuidar, ele mesmo teria avaliado e realizado o curativo do paciente e não apenas perguntado a outro membro da equipe. Se ele acreditasse que essa avaliação poderia trazer mudanças benéficas para o paciente e que ela faria a diferença no planejamento de sua assistência, certamente esse profissional faria esse tempo acontecer...

Vale enfatizar aqui a direta relação entre responsabilidade e comprometimento e o fato de não ser feita uma simples "cópia" da prescrição do dia anterior. Importante lembrar que essa situação, infelizmente, não é rara. Quem não viu cuidados prescritos em relação à sondagem vesical no paciente que tem eliminação vesical espontânea? Pode ter acontecido a situação já descrita: o enfermeiro não viu o paciente, apenas perguntou a alguém.

O tempo pode ter sido novamente o motivo da "cópia" da prescrição de Enfermagem. Guimarães et al.[7] constatam que a falta de tempo é queixa geral e forte obstáculo que compromete o processo de Enfermagem, ilustrando até com um depoimento segundo o qual "nem sempre o enfermeiro tem tempo de rever o plano de cuidados".

É importante afirmar que essa "cópia" da prescrição faz com que a prescrição de Enfermagem esteja no prontuário, e só vai prestar atenção ou fazer essa observação de que é cópia alguém cuidadoso e que realmente lê a prescrição. Por isso se faz tão necessária a avaliação contínua do processo de Enfermagem. Atitudes assim comprometem a credibilidade do processo e do próprio profissional.

Quanto à colaboração da equipe ser importante para o desenvolvimento da SAE, nota-se que a desculpa do tempo é comum a todos os profissionais da equipe, não só ao enfermeiro. Voltando à prescrição de Enfermagem, o enfermeiro faz a prescrição, no dia seguinte, ao examinar novamente o paciente e ver o prontuário, nota que a prescrição anterior não foi checada, ou seja, não foi cumprida. Thomaz e Guidardello[5] encontraram como dificuldades apontadas quanto ao cumprimento da prescrição de Enfermagem pela equipe: falta de leitura, de conscientização, de treinamento e *de tempo*. Isso faz com que o enfermeiro, muitas vezes, não tenha motivação para o processo de Enfermagem, passando a impressão de que o processo não se faz necessário. Mas será que esse paciente está tendo suas necessidades atendidas?

A COMUNICAÇÃO E O TEMPO DO ENFERMEIRO

Se o enfermeiro tem boa capacidade de comunicação interpessoal, ele consegue definir e descobrir se esse paciente está sendo atendido em suas necessidades. A capacidade de comunicação interpessoal não é só falar bem, ela transcende o aspecto verbal. É necessário lembrar que sentimentos não são fáceis de ser expressados, e o enfermeiro deve estar atento à linguagem não-verbal: postura, gestos, tom de voz, entre outros aspectos dela. Silva[9] afirma que questões importantes e íntimas não são verbalizadas e o enfermeiro, no seu dia-a-dia, pode ter sua percepção inibida, precisando assumir-se como produtor consciente de linguagem e como intérprete de mensagens. Mas só pode ter essa capacidade quem vai até o paciente e está disposto a escutá-lo, o que requer *tempo*.

Logo, abordar a capacidade de comunicação remete à primeira etapa do processo de Enfermagem, o histórico. Como já observado, um histórico mal elaborado compromete todo o restante do processo. Na prática tem-se observado uma subutilização do histórico de Enfermagem. Ainda que não exista um impresso próprio, ele precisa ser feito, devendo sempre abranger os hábitos individuais, até para favorecer a adaptação do paciente nessa fase da doença e também permitir a identificação dos problemas. Se não há o histórico, como realizar um levantamento de problemas? Como passar às outras etapas? O estudo de Santos e Ramos[6] mostra que num determinado hospital ocorrem duas fases do processo, evolução e prescrição, e os enfermeiros consideram que o "plano de cuidados fica solto", além de dificultar a elaboração da prescrição. Vale ressaltar que nesse estudo novamente a falta de tempo aparece como fator que dificulta a implementação da SAE.

O enfermeiro então passa a realizar o exame físico. Mas será que esse exame físico é realizado por completo? É nesse momento que muitas vezes o enfermeiro tem a chance de se tornar mais próximo do paciente, de estabelecer um vínculo de confiança e coletar e checar dados ainda não detectados na entrevista.

Volta-se, então, à situação do enfermeiro que pergunta sobre a ferida do paciente. Ele pode ter ido até o paciente mas não o ter examinado, ou ainda ter esquecido que esse paciente era portador dessa lesão. Há que se levar em consideração que existem enfermeiros que têm dificuldades na realização do exame físico. Segundo um estudo[5] desenvolvido com enfermeiros, 11,5% dos entrevistados tinham dificuldade em adequar o exame físico ao tipo de doença apresentada pelo paciente, e 7,7% tinham dificuldade na ausculta pulmonar e cardíaca. Esse mesmo estudo aponta que 56,3% dos entrevistados tinham dificuldade em realizar o exame físico, e o motivo mais citado foi a *falta de tempo*.

Outro ponto importante sobre o tempo, que não se pode desconsiderar, apresentado por muitos enfermeiros, é o de que o processo de Enfermagem é extenso e leva muito tempo para realizá-lo por completo. Não se realiza exame físico e se coletam dados em cinco minutos, principalmente se houver verdadeira interação enfermeiro–paciente, se o enfermeiro se propõe a escutá-lo. No estudo de Santos e Ramos[6], essa observação sobre o tempo de execução do processo também aparece.

AVALIANDO O PROCESSO DE ENFERMAGEM

A prática diária apresenta cada um desses obstáculos como reais. Mas falta empenho por parte do enfermeiro para resgatar e redefinir seu papel e seu valor profissional; muitas vezes ele executa seu trabalho com vícios e distorções de papel. A falta de tempo, mesmo comprovada, vem sendo com freqüência a justificativa da não-realização da SAE ou de sua má realização. O que não pode acontecer é a banalização e o conformismo com a situação. Corre-se o risco de criar um círculo vicioso de desculpa por falta de tempo, pelo enfermeiro e por sua equipe, e conformismo por parte de quem avalia.

Quando a assistência não é avaliada, corre-se o risco de achar que está tudo funcionando corretamente, que a SAE está sendo realizada. Há ainda o risco de fazer o enfermeiro que costuma perguntar ao outro membro de sua equipe informações relativas ao paciente acreditar que não há problema nesse tipo de atitude, passando ela a fazer parte da rotina desse profissional. A esse enfermeiro, essa ação corriqueira faz com que tenha a crença de ganho de tempo, além de passar o plantão com a SAE realizada. Isso não é uma atitude responsável, e tal enfermeiro passa a impressão de ser um profissional descomprometido com sua função e desconhecedor de sua responsabilidade ética.

Muitos enfermeiros acreditam que a ida ao quarto ou ao leito do paciente representa "perder muito tempo", afinal o paciente pode "falar demais" e acabar atrasando as atividades desse profissional ou impedindo-o de cumprir outras tarefas. Não seria desinteresse pelo processo? O enfermeiro pode não estar priorizando a assistência em suas atividades, e sim colocando em primeiro plano as atividades burocráticas. Guimarães et al.[7] confirmam que muitos enfermeiros exercem funções burocráticas em detrimento das atividades assistenciais, inclusive com um depoimento de que o enfermeiro não valoriza o plano de cuidados, pois não quer uma assistência sistematizada e organizada, preferindo trabalhar sem planejamento. Outro ponto importante apresentado nesse estudo é a influência de fatores institucionais, como inadequação dos recursos materiais e dificuldades com comunicação, que fazem o enfermeiro priorizar atividades administrativas entre aquelas que compõem sua função, seja assistencial, educativa, administrativa ou de pesquisa. Esse pode ser um ponto importante para a resistência em trabalhar com o processo de Enfermagem.

Não há como negar que há instituições que exigem do enfermeiro funções burocráticas e administrativas, e outras nas quais há sobrecarga de trabalho, fazendo-o responsabilizar-se por mais de uma unidade ou trabalhar com número reduzido e inadequado de funcionários. Realmente, nessa situação o tempo fica reduzido. De acordo com as abordagens assinaladas anteriormente, faz-se adequada a apresentação de algumas considerações pessoais provenientes de minha experiência profissional em plantões de supervisão de Enfermagem em um hospital: várias vezes sentia-me realmente aflita, confusa e, por que não dizer, desesperada para que o tempo passasse rapidamente, o plantão acabasse e eu pudesse ir embora... As 12 horas do plantão pareciam pouco para tanto a fazer e resolver. O *bip* não parava de tocar com chamadas diversas, de diferentes unidades, comunicando problemas de diversas naturezas, num processo extremamente cansativo. No final do dia, eu saía com a sensação de que nada de útil fora feito. Por que essa sensação se não havia nem sentado ou parado por um instante? Refletindo melhor, chego sempre à mesma conclusão: Quando havia desempenhado o verdadeiro papel de enfermeira, o cuidar? Isso era altamente frustrante.

Considero importante destacar que aquela equipe de Enfermagem da qual fazia parte era altamente comprometida e coesa, pois na unidade de trabalho, apesar de ser um local com pacientes graves e altamente dependentes — uma UTI cardiológica e com pacientes pós-cirurgia cardíaca —, realizava-se a SAE efetivamente, havia a colaboração de todos os enfermeiros e também dos auxiliares de Enfermagem. Quantas vezes os atrasos para liberar alguma prescrição de Enfermagem eram imediatamente cobrados pelos próprios auxiliares de Enfermagem...

A importância fundamental do envolvimento de toda a equipe para o sucesso da SAE encontra apoio no estudo de Peixoto et al.[12], o qual mostra que, apesar das dificuldades, do quadro de pessoal reduzido e da sobrecarga de atividades para toda a equipe, o número de históricos manteve-se e não houve diminuição de produtividade; fato possível pelo esforço, pela dedicação, pela colaboração e pelo envolvimento dos enfermeiros e da equipe, que permitiram a continuidade da qualidade da assistência.

Outro ponto importante a ser abordado é a possível delegação de atividades puramente administrativas, levando-se em conta que algumas atividades podem ser realizadas por outro profissional que não o enfermeiro; por exemplo, revisão de prontuário no momento de alta. Há hospitais em que essa função é desempenhada por uma secretária clínica que, treinada, a realiza muito bem. Por outro lado, também há hospitais onde o enfermeiro responsável pela unidade faz revisão de todo o prontuário no momento da alta, ou seja, passa um tempo precioso de sua jornada desempenhando uma função que, com certeza, outro funcionário treinado poderia executar. Dessa forma, fica com tempo de sua jornada de trabalho comprometido em uma atividade que não é de gerenciar a assistência, tampouco de capacitar melhor sua equipe[5].

O FUTURO ENFERMEIRO

Aos enfermeiros responsáveis pelo processo de formação profissional de futuros enfermeiros cabe a responsabilidade de transferir aos alunos um ensino capaz de encaminhá-los para assumir seu papel com consciência e responsabilidade ética profissional, resgatando, assim, sua identidade. Porém, deve-se lembrar que a escola não é a única responsável por essa formação do futuro enfermeiro; as instituições hospitalares que oferecem campo de estágio também respondem por uma parcela do que o aluno aprende[13], uma vez que em contato com o campo o aluno vivencia as atividades do enfermeiro e, muitas vezes, não vê esse profissional utilizando a SAE, ou ainda o vê cometendo as falhas já mencionadas. A vivência nesse caso vale muito mais que todas as palavras ditas pelos professores. Segundo Ferreira[13], não raramente o aluno questiona a validade da utilização e da praticabilidade da SAE, já que não vê o enfermeiro de campo utilizá-la.

À escola cabe uma preparação para a formação básica desse futuro enfermeiro, para que ele consiga, quando profissional formado, ter domínio de sua prática e fundamente cientificamente suas ações[5, 6, 7, 13], bem como seja capaz de criticar sua prática e reconhecer que o processo é, antes de tudo, um norteador para a avaliação da qualidade da assistência de Enfermagem.

Essa reflexão e esse repensar do papel desse profissional devem ser feitos todos os dias. É imprescindível que escolas e instituições estejam unidas na busca de meios de viabilizar a SAE, colaborando, assim, para o desenvolvimento científico, dando bases sólidas para um atendimento de qualidade e reconhecendo o valor dos enfermeiros.

Afinal, como observa Ferreira[13], "não basta fazer, é preciso fazê-lo bem; não basta exigir, é necessário dar condições".

"Todos os dias quando acordo,
Não tenho mais o tempo que passou
Mas tenho muito tempo:
Temos todo tempo do mundo.
Lembro e esqueço como foi o dia:
'Sempre em frente, não temos tempo a perder'".

Renato Russo

REFERÊNCIAS

1. Conselho Federal de Enfermagem (COFEN). Resolução n. 272, de 27 de agosto de 2002. Dispõe sobre a Sistematização da Assistência de Enfermagem — SAE — nas Instituições de Saúde Brasileiras. *Boletim COFEN normas e notícias*, v. 22, p. 4, 5 dez. 2002.
2. HORTA, W. A. *Processo de Enfermagem*. São Paulo, EPU, 1979.
3. IYER, P. W., TAPTICH, B. J., BERNOCCHI-LOSEY, D. *O processo e diagnóstico de Enfermagem*. Trad. Regina Machado Garcez. Porto Alegre, Artes Médicas, 1993.
4. SMELTZER, S. C., BARE, B. G. *Tratado de Enfermagem médico-cirúrgica*. Rio de Janeiro Guanabara Koogan, 2002.
5. THOMAZ, V. A., GUIDARDELLO, E. B. Sistematização da assistência de Enfermagem: problemas identificados pelos enfermeiros. *Nursing* (São Paulo), 5(54): 28-34, 2002.
6. SANTOS, J. F., RAMOS, T. A. G. Implementação da metodologia da assistência de Enfermagem em UTI: como está e quais os fatores intervenientes. *Rev. Baiana de enferm*. 11(1): 47-61, 1998.
7. GUIMARÃES, E. M. P., SPAGONOL, C. A., FERREIRA, E., SALVIANO, M. E. Utilização do plano de cuidados como estratégia de sistematização da assistência de Enfermagem. *Ciencia y enfermeria*. 8 (2): 49-58, 2002.
8. ARAÚJO, I. E. M., LAMAS, J. L. T., CEOLIM, M. F., BAJAY, H. M. Sistematização da assistência de Enfermagem em uma unidade de internação: desenvolvimento e implementação de roteiro direcionador — relato de experiência. *Acta Paul enferm*. 9(1): 18-27, 1996.
9. SILVA, M. J. P. *Comunicação tem remédio: a comunicação nas relações interpessoais em saúde*. São Paulo, Loyola, 2002.
10. OCHOA-VIGO, K., PACE, A. E., SANTOS, C. B. Análise retrospectiva dos registros de Enfermagem em uma unidade especializada. *Rev. Latino-Am. Enferm*. 11(2): 184-191, 2003.

12. PEIXOTO, M. S. P., URRUTIA, G. I. D. C., MARIA, V. L. R., MACHADO, J. M. Sistematização da assistência de Enfermagem em um pronto socorro: relato de experiência. *Rev. Soc. Cardiol. Est. São Paulo.* 6 (1) supl A: 1-8, 1996.

13. FERREIRA, N. M. L. A. Sistematização da assistência de Enfermagem — importância para a profissão e responsabilidade no preparo do enfermeiro. *Acta Paul enferm.* 3 (3): 79-84, 1990.

O tempo e a comunicação na perspectiva da enfermeira obstétrica

Fanny Sarfati Kosminsky

O INÍCIO DA HISTÓRIA

A comunicação é definida como um processo de emitir, transmitir e receber mensagens por meio de métodos convencionados, por meio tanto da linguagem falada ou escrita como de outros símbolos ou signos sonoros e visuais[1, 2]. É um processo natural presente nas relações interpessoais e uma ferramenta fundamental e indispensável para o processo do "cuidar" em Enfermagem[3].

Durante a realização da disciplina "A Comunicação na Saúde do Adulto I", logo me dei conta de que todas as aulas seriam aproveitadas não só no projeto de mestrado que estava realizando, e que tanto me preocupava, mas também em todas as relações humanas experienciadas em meu passado, meu presente e meu futuro. Tinha a certeza de que o conteúdo apresentado seria de grande utilidade em todos os contextos de vida pessoal e profissional. Ao término de cada aula, percebia uma sensação agradável e indescritível de evolução como pessoa, com reflexos positivos em minha própria maturidade e atenção em comunicação.

No processo do conhecimento da comunicação existem quatro métodos de descoberta: a experiência, a arte, o estudo e o método da ciência. A experiência constitui o caminho mais usado para o conhecimento, e muitas das nossas explicações de comunicação são provenientes da experiência prática que se adquire no cotidiano com a família, no emprego e com amigos[4].

É uma oportunidade de aprendizado que não vivenciei durante meu processo de graduação. E, durante a minha trajetória profissional como enfermeira obstétrica, confesso que adquiri alguns instrumentos em comunicação por necessidade e vivência. A seguir, descrevo essa trajetória, subdividida em Centro Obstétrico, clínica particular e atendimento domiciliar.

Centro Obstétrico — A hora da chegada

Assim que me formei, fui trabalhar em um Centro Obstétrico de um hospital-escola, e me sentia incomodada com a dificuldade de criar vínculos com algumas parturientes que por ali passavam. Digo passavam pois permaneciam naquele setor somente durante a admissão, o trabalho de parto e o parto propriamente dito, sendo transferidas para a unidade de puerpério imediatamente após o período de Greenberg[5], primeira hora após a saída da placenta. Em grande parte das vezes, elas chegavam ansiosas, com muito medo e, principalmente, atemorizadas por relatos de experiências ruins de amigas e familiares. Sendo assim, a questão "pouco tempo" encaixava-se perfeitamente... Era bem mais simples acreditar que o tempo para acalmá-las era curto do que entrar em contato com elas. Muitas vezes observei colegas que se preocupavam com assuntos secundários durante os plantões, em vez de garantir às parturientes uma assistência humanizada. Elas justificavam aquele comportamento dizendo que já não eram mais recém-formadas e não tinham motivação. Nas entrelinhas afirmavam que eu também mudaria. O incômodo foi crescendo...

A definição de tempo corresponde à sucessão dos anos, dias, horas etc., que envolve, para o homem, a noção de presente, passado e futuro. Reforça também a conotação de momento ou ocasião apropriada ou disponível para que uma coisa se realize, entre outras definições não pertinentes a este contexto[1]. Existe uma relação direta entre tempo e comunicação, já que a quantidade de tempo interfere na qualidade da comunicação. Por esse motivo, muitos profissionais se apóiam nessa desculpa para não se envolver em situações emocionalmente difíceis.

O processo de comunicação é único e não se repete, em decorrência de diversas variáveis, como humor, local, tempo, espaço, modo de perceber os sentimentos dos clientes, entre outros[2]. Confirmando essa afirmativa, sempre considerei fundamental que a cliente soubesse o meu nome, a minha função e se sentisse à vontade para esclarecer todas as dúvidas, me chamando sempre que julgasse necessário. Algumas acreditavam nessa verdade e confiavam em mim, outras não. Em decorrência disso, durante as contrações uterinas, várias parturientes gritavam e solicitavam minha presença. Era com tristeza que eu percebia que, mesmo estando ocupada, às vezes em área restrita realizando algum parto, as colegas me chamavam e diziam, ironicamente: "Vai lá... ficou pegando na mãozinha e agora ela te adotou...", "Sua filha está chamando".

Naquela época não existia formalmente o parto humanizado, e os acompanhantes aguardavam em uma sala de espera, do lado de fora do pré-parto. Sempre que existia possibilidade, e tranqüilidade no setor, eu perguntava para a paciente se ela desejava ver o seu acompanhante, e chamava-o quando a resposta era positiva. No meu íntimo, eram estas mínimas atitudes que eu sentia que podiam fazer alguma diferença durante aquele curto espaço de tempo em que estava envolvida com ela, para transformar aquele momento tenso em algo mais agradável e tranqüilo.

Tive várias experiências marcantes e muito gratificantes. Ajudei as mães a escolher os nomes de algumas crianças, e algumas vezes realizei um segundo parto da mesma mãe, que se lembrava de mim pelo nome e solicitava a minha atuação. Tudo isso em um breve período de tempo de um trabalho de parto. Vale citar que a duração do trabalho de parto variava de mulher para mulher, e de acordo com a fase em que a cliente se internava. Confesso que buscava algo maior, com mais oportunidades de atuação e solidificação de vínculos.

CLÍNICA PARTICULAR — NOVOS HORIZONTES?

Após três anos trabalhando com parturientes no hospital-escola, recebi um convite para trabalhar em uma clínica particular com o ciclo gravídico-puerperal, e não hesitei em aceitar. Foi ótimo poder trabalhar com os casais desde o início da gestação, realizando pré-consultas de Enfermagem do pré-natal, ministrando cursos de orientação para o parto e a formação da família, acompanhando o trabalho de parto, o parto propriamente dito e o pós-parto, tendo também o aleitamento materno como um verdadeiro desafio. Chamo de desafio, pois eu teria de dispor de um tempo para poder me atualizar e conseguir prestar aquela assistência com segurança.

No começo tudo era muito difícil. Afinal de contas, na cultura do cliente particular, a palavra do médico se assemelha, em grande parte das vezes, à palavra de Deus, independentemente da qualidade da assistência prestada.

Para as clientes, era muito complicado entender que a minha assistência era um somatório, em que poderiam ter mais um espaço para se situar e esclarecer suas dúvidas e angústias.

A comunicação é um processo adaptativo, que envolve *feedbacks* que continuamente regulam os ajustes e adaptações necessários ao mundo das coisas e pessoas à nossa volta. Por isso mesmo, tal processo pode ser classificado como positivo ou negativo. Nos sistemas humanos, a resposta positiva é "manter, aumentar o ritmo e prosseguir", enquanto a resposta negativa significa "repetir, diminuir o ritmo e descontinuar"[6].

Para que esse processo fluísse bem, eu situava o casal como meu principal foco de atenção, priorizando ouvir com atenção os seus posicionamentos. Muitas vezes recebia *feedbacks* positivos, "de que era muito bom passar com uma enfermeira que demonstrava ter tempo para ouvir aquilo que desejavam dizer, além de esclarecer as dúvidas existentes com tranqüilidade". Algumas verbalizavam que se sentiam intimidadas em questionar o obstetra por ele ser muito ocupado... Muitas vezes, o profissional de saúde fazia questão de demonstrar esse fato em suas atitudes não-verbais, que sempre mesclava com palavras amigas ao término das consultas, como "pode contar comigo" e "qualquer coisa que precisar me liga, viu?".

Os especialistas em comunicação afirmam que 70% de toda a comunicação é não-verbal. Geralmente podemos escolher as palavras que vamos emitir, mas dificilmente podemos controlar as respostas não-verbais, que traduzem a verdade[7]. Talvez por esse motivo, mesmo com o obstetra dizendo palavras amigas ao término das consultas, as pacientes não ficassem à vontade em revelar suas angústias e expectativas.

Percebi também que a minha postura era fundamental. Antes de examinar a cliente, era importante sentar-se de frente para o casal e conversar, convencendo-o, com a linguagem do corpo, de que eu estava ouvindo com atenção, sem demonstrar pressa ou incômodo. Confesso que realizava algumas anotações durante a consulta, sem trazer prejuízos ao processo de comunicação, percebendo também que a cliente sentia-se confortável em saber que suas preocupações estavam sendo registradas e não seriam esquecidas.

Acreditava que essa atitude era muito mais positiva do que ficar depois pedindo novamente informações já relatadas antes pela cliente. Era também uma maneira indireta de economizar tempo. Novamente o tempo. A demanda dessa clínica particular era muito grande, e para cada consulta o tempo era curto... Mas o momento era intenso.

Em muitas ocasiões saía em momentos críticos de movimento intenso do consultório, e que coincidiam com horários de *rush*, para me deslocar para alguma maternidade da cidade de São Paulo, com o objetivo de acompanhar trabalhos de parto, partos e visitas de puerpério (sempre com foco no aleitamento materno). Essa era uma ação muito estressante, pois, além de enfrentar as loucuras do trânsito da cidade, me sentia desconfortável em deixar de atender tantas gestantes por causa de uma única parturiente. No meu íntimo sentia que era fundamental desculpar-me e justificar a minha saída, assegurando que a atenderia na primeira oportunidade e também que podia ter certeza de que no dia do seu parto faria a mesma coisa por ela. Com isso, a sensação de mal-estar diminuía um pouco.

Foi um período de grande realização profissional, em que estabeleci vínculos de confiança com as minhas clientes. O resultado disso é que em pouco tempo tornei-me referência na clínica para as clientes que atendi e suas amigas gestantes e puérperas, que também me procuravam por indicação delas, o que gerava grande emoção em constatar que o trabalho realizado estava sendo benéfico e reconhecido.

Novamente por uma questão de tempo, quando engravidei repensei a vida e resolvi buscar qualidade de vida e tempo para poder cuidar da minha própria família, já que meu trabalho, com tantos atendimentos, acabava por tomar quase todo o meu tempo... Afinal de contas parto nunca tem dia e hora para acontecer.

ATENDIMENTO DOMICILIAR

Como as coisas nunca acontecem por acaso, surgiu uma vaga no atendimento domiciliar de uma instituição particular. Era tudo que eu gostaria para alcançar a tão sonhada qualidade de vida. Os atendimentos seriam agendados de acordo com a minha disponibilidade: período da manhã. Dessa maneira teria tempo disponível para ingressar no Programa de Pós-graduação, nível mestrado, que almejava havia praticamente 15 anos...

O hospital precisava de uma enfermeira obstétrica para atuar em aleitamento materno e procedimentos na área neonatal, já que existia uma grande demanda. Logo no início, percebi que havia uma demanda significativa para a realização de perfurações de lóbulo (colocação de brincos), e as consultas de aleitamento e orientação sobre cuidados ao recém-nascido eram bem mais esporádicas. Mesmo assim, assumi o novo emprego.

A seguir descrevo o atendimento domiciliar desde o agendamento até a visita a domicílio.

Agendamento

Vivenciando o atendimento domiciliar para a realização de alguns procedimentos voltados para a área neonatal, venho reforçar como é indispensável ter habilidade em comunicação verbal e não-verbal. Comunicação eficiente desde o agendamento dos procedimentos, este muitas vezes realizado por telefone, até o atendimento desejado. Se muitas vezes a comunicação "ao vivo" sofre distorções, que dirá pelo telefone...

Para exemplificar essa questão, gostaria de citar fatos que vinham acontecendo havia quase dois anos no meu serviço. Já contribuí com muitas sugestões, realizei algumas mudanças para solucionar esses problemas, mas percebo que ainda persistem pequenas falhas de comunicação. Falhas observadas em procedimentos pequenos e de baixa complexidade, mas que considero importante mencionar para conseguirmos imaginá-los acontecendo também em grandes dimensões.

Na instituição em que atuo profissionalmente, existe uma grande demanda de solicitações de perfuração de lóbulo de orelha em bebês recém-nascidas a domicílio. Esse procedimento é realizado pela enfermeira obstétrica.

Antigamente, a espera para o agendamento às vezes chegava a durar até duas semanas. Atualmente, tentamos agendar os procedimentos eletivos de acordo com a região em que as clientes residem. Como vantagens dessa estratégia adotada pudemos perceber a seguinte geração de benefícios: a diminuição do tempo de exposição do profissional ao trânsito de São Paulo, muitas vezes gerador de estresse, e a garantia de uma certa pontualidade no atendimento, extremamente importante para as crianças recém-nascidas, no que diz respeito a suas rotinas e seus horários, e na manutenção da tranqüilidade para as mães.

Com uma organização prévia dos roteiros, conseguimos economizar tempo e aumentar o número de atendimentos diários, diminuindo também os períodos ociosos da agenda da enfermeira. Como conseqüência direta dessa reorganização, hoje em dia, não raro, quando as clientes ligam para agendar, conseguem um horário disponível até para a mesma semana. Houve também a liberação de horários para o mesmo dia de acordo com as urgências, por exemplo avaliação de coto umbilical infectado, que certamente não poderia esperar nem um dia.

Para que isso tenha se tornado possível, algumas orientações foram desenvolvidas na comunicação entre o contratante e o contratado. Atualmente, quando uma cliente entra em contato com o serviço, ela é informada de que programaremos um horário que atenda às suas necessidades, de acordo com a disponibilidade da agenda dos profissionais que realizarão o serviço, e voltaremos a ligar com a confirmação da data exata do procedimento. Ou seja, com apenas uma ligação a mais conseguimos gerar uma série de benefícios para os envolvidos e uma otimização do tempo bastante importante.

O agendamento é realizado via telefone, pela auxiliar administrativa treinada. A mãe é orientada sobre as características ideais do brinco e quanto ao uso de uma pomada anestésica, que deve ser aplicada uma hora antes da chegada da enfermeira. Esta pomada é entregue com antecedência pela instituição, junto com as instruções por escrito, em vermelho, para que a própria mãe a aplique, com o telefone da instituição anexo, para contato em caso de dúvidas. O material é colocado em uma embalagem transparente, e segue com uma etiqueta que indica tanto o dia e horário em que o procedimento foi agendado como o horário em que deve ser iniciada a aplicação da pomada.

Com o passar do tempo e a alta incidência de procedimentos remarcados pela inadequação dos brincos, resolvemos incluir também, e por escrito, as características dos brincos ideais para a realização da perfuração.

Apesar de todos os cuidados tomados durante o agendamento e envio do material, muitas mães continuavam a não aplicar a pomada, alegando não terem sido orientadas para isso. Ou, ainda, aplicavam o anestésico, mas não de acordo com as recomendações. Outras, ainda, persistiam na compra de brincos inadequados para a realização da perfuração, sendo necessário adiar o procedimento. Muitas vezes alegavam não ter lido o material recebido, daí não saberem o que deveriam fazer. Havia falhas na comunicação verbal (oral e escrita) e atribuo os motivos ao tempo. Tempo da cliente e também o da equipe.

O ruído é um elemento presente durante o processo de comunicação e se interpõe no canal de comunicação, podendo alterar a estrutura da mensagem. Ele é constantemente associado a sons, mas também pode ser originado de desconforto físico, psicológico, da capacidade intelectual dos interlocutores ou do próprio ambiente[2].

Freqüentemente questionava-me sobre quais seriam os ruídos que interferiam na comunicação durante a ligação para o agendamento? Ao mesmo tempo veio à tona uma questão: será que as mães ficavam tão eufóricas ao agendar o procedimento que esqueciam do que fora falado?

Diante desses acontecimentos, resolvi permanecer ao lado da assistente administrativa durante algumas ligações telefônicas e agendamentos, e percebi que existia uma falta de validação pela profissional que estava agendando o procedimento. Mais uma vez, por absoluta falta de tempo, a orientação era dada, mas não existia a validação de seus reais recebimento, absorção e entendimento.

Para agravar a situação, tenho a sensação de que muitas mães, ainda atrapalhadas com as novas rotinas dos bebês, normalmente dormindo pouco e dispondo de pouca atenção durante a ligação, priorizavam muitas vezes anotar em suas agendas apenas as informações que julgavam mais importantes, no caso somente o dia e horário do procedimento.

O primeiro aspecto a ser considerado na comunicação verbal é a clareza do que pretendemos transmitir. Para isso podemos utilizar algumas técnicas para auxiliar na expressão, na clarificação e na validação da mensagem. Uma das causas de falhas na comunicação deve-se à não-validação da mensagem recebida. Isso faz com que se torne necessário a solicitação de um retorno da mensagem enviada para checar a compreensão dela[2,7].

Passamos assim a incluir em nosso discurso a validação da mensagem, e desde então temos percebido uma melhora nos atendimentos, sendo desnecessário o adiamento de procedimentos anteriormente tão comum. Conseguimos, dessa maneira, otimizar o nosso tão precioso tempo.

Chegada ao domicílio

A teoria proxêmica de Hall[8] refere-se ao uso e à interpretação do espaço pelo homem no processo de comunicação. Envolve conceitos importantes sobre espaço pessoal e territoriedade. O espaço pessoal é também conhecido por "território portátil" ou "bolha invisível" e representa o quanto o nosso corpo suporta a proximidade de alguém. Já a territoriedade é uma área que o indivíduo reivindica como sua, que se exprime por fronteiras invisíveis e não é fixa.

Aplicando os conceitos de espaço pessoal e territoriedade ao atendimento domiciliar, percebo pequenos detalhes que devem ser vistos com muita atenção. Algumas vezes, vivencio dificuldades ao chegar à residência de uma cliente e ser orientada pelos funcionários do edifício a subir pelo elevador de serviço, e não pelo social. Em São Paulo existe uma legislação específica, e desde 2001 os edifícios são obrigados a ostentar uma placa da Lei municipal 11.995, de 4/10/1996, com o seguinte alerta:

"É vedado sob pena de multa qualquer tipo de discriminação em virtude de raça, sexo, cor, origem, condição social, idade, porte ou presença de deficiência e doença não contagiosa por contato social no acesso aos elevadores".

Essa lei tenta garantir a igualdade das pessoas, sem preconceitos, no uso dos elevadores. Por conta disso, muitas vezes me sinto invadida e me imponho, questionando o porteiro sobre a localização da entrada social, e realizo o acesso à residência da paciente por ela.

Apesar de sentir que muitas vezes nessas situações haja um desperdício de minutos preciosos até eu conseguir subir pelo local que considero o trajeto correto, persistem no meu íntimo as seguintes questões: "até que ponto será que estou invadindo o território do cliente ao entrar pela porta social?", ou " até que ponto estou defendendo a minha própria territoriedade nessa ocasião?". A defesa territorial está ligada à defesa da intimidade por intermédio de gestos e posturas [9].

Ao conseguir entrar na residência, outros desafios aparecem e percebo que a invasão de territoriedade e espaço pessoal é bilateral. Quantas vezes já não fui recebida por animais de estimação que se aproximam para recepcionar o visitante? Confesso que tenho pavor de gatos e me causa um tremendo mal-estar quando os cachorros ficam pulando em cima de mim, acabando por sujar a minha roupa branca.

Alguns clientes são bastante educados e preocupam-se em prender o animal para não gerar situações desagradáveis... Outros não atentam para isso. Nessas ocasiões, solicito gentilmente que não deixem os animais se aproximar, alegando que sou extremamente alérgica (sempre funciona!). Algumas vezes crianças pequenas, por curiosidade, geram também a invasão da nossa territoriedade, mexendo nos pertences do profissional.

Os procedimentos de Enfermagem estão sempre invadindo o espaço pessoal e o território do paciente. Existe uma necessidade do profissional enfermeiro de estar mais consciente para que consiga agir de uma maneira adequada durante as suas interações.

Sempre faço questão de pedir licença em todos os momentos: lavagem das mãos, mudanças de um ambiente para o outro, colocação da maleta de materiais para o procedimento em algum lugar que não incomode. Quando se trata de algum atendimento voltado para bebê e percebo o hábito de retirar os sapatos em seu dormitório, tenho o cuidado de questionar o cliente se prefere que eu os retire também. Percebo que devemos ter estes cuidados para não prejudicar a interação profissional–cliente e, conseqüentemente, o procedimento agendado.

Como enfermeira obstétrica, prestando assistência domiciliar voltada para o aleitamento materno e procedimentos com o bebê, deparo-me com clientes que não conheci previamente, e esta falta de vínculo e de tempo para o atendimento reflete diretamente na assistência prestada. Algumas mães se comprometem com as orientações recebidas, evoluindo bem com seu bebê. Outras não vivenciam a mesma experiência, apesar de receberem uma assistência específica e qualificada.

Em cada residência e para cada cliente atendido percebo uma interação diferente, que varia de acordo com a cultura que cada um apresenta. Alguns clientes são calorosos e aproximam-se mais, verbalmente ou não, do profissional, fazendo-o se sentir mais à vontade. Confesso que nessas ocasiões as visitas domiciliares e procedimentos acontecem de uma maneira mais espontânea, agradável e em um espaço de tempo menor. "As diferenças nos ambientes geram diferentes reações emocionais."[9]

CONCLUINDO ESSA HITÓRIA

Percebo que muitos profissionais da área da saúde transformam-se em "tarefeiros" por absoluta falta de priorização do tempo e despreparo em comunicação.

Às vezes dispomos de pouco tempo para conseguir atender ao cliente com qualidade e acabamos por priorizar a assistência, esquecendo a importância de incluir durante ela uma comunicação de qualidade. Como se fosse um "pacote completo e único". Acredito que para uma assistência ser considerada de bom nível é imperativo que a comunicação verbal e não-verbal esteja presente de forma adequada.

Considero que cursos de reciclagem sobre comunicação de todo pessoal envolvido na área de atendimento ao cliente seriam também indispensáveis para uma boa atuação no dia-a-dia das instituições. De novo, deparamo-nos com a questão tempo. Este tempo para os cursos muitas vezes não existe. Na maior parte das vezes, os serviços não priorizam o investimento no funcionário, acreditando que uma contratação seletiva seja suficiente para o bom andamento dos negócios. Mas sabemos que nem sempre é assim que funciona... Infelizmente.

Atualmente, sinto-me mais embasada e preparada, prestando mais atenção a pequenos detalhes de comunicação e tentando alertar a equipe envolvida com o fornecimento de *feedbacks* positivos, argumentando possíveis melhorias em relação ao atendimento e à comunicação.

> "Ando devagar
> Porque já tive pressa
> Levo esse sorriso
> Porque já chorei demais
> Hoje me sinto mais forte
> Mais feliz quem sabe
> Só levo a certeza
> De que muito pouco eu sei
> Eu nada sei."
> *Almir Sater* e *Renato Teixeira*

REFERÊNCIAS

1. FERREIRA, A. B. H. *Dicionário Aurélio básico da língua portuguesa.* Rio de Janeiro, Nova Fronteira, 1998.
2. STEFANELLI, M. C. *Comunicação com o paciente: teoria e ensino.* São Paulo, Robe, 1993, 29-60.
3. RODRIGUES, M. F., OLIVEIRA, A. G. B. Desvendando os bastidores da rede de comunicação entre a equipe de Enfermagem e os pacientes sob seu cuidado. In: *Anais do 7º Simpósio Brasileiro de Comunicação em Enfermagem.* Ribeirão Preto, USP/EERP, 5-6 jun. 2000, p. 87-92.
4. LITTLEJOHN, S. W. *Fundamentos teóricos da comunicação humana.* Rio de Janeiro, Zahar, 1972, p. 17-38.
5. REZENDE, J. *Obstetrícia.* Rio de Janeiro, Guanabara Koogan, 1987, p. 261-5.
6. LITTLEJOHN, S. W. *Fundamentos teóricos da comunicação humana.* Rio de Janeiro, Zahar, 1972, p. 41-64.
7. SILVA, M. J. P. *Comunicação tem remédio: a comunicação nas relações interpessoais em saúde.* São Paulo, Gente, 1996.
8. HALL, E. *A dimensão oculta.* Lisboa: Relógio D'Água, 1986.
9. SOMMER, R. *Espaço pessoal: as bases comportamentais de projetos e planejamento.* São Paulo, EPU, 1973.

O tempo urgente dos protagonistas do serviço de emergência

Maria Fernanda Zorzi Gatti

"Vai devagar, estamos com pressa."
General L*YAUTEY*

O SERVIÇO DE EMERGÊNCIA

Quando ouvimos falar em Serviço de Emergência, a primeira imagem que vem à nossa mente é a de um lugar com livre acesso a qualquer tipo de paciente, onde se busca socorro a qualquer hora do dia e, certamente, muitas pessoas aguardam por atendimento. Essa imagem pode diferir de pessoa para pessoa de acordo com as experiências anteriores e se o acesso à saúde é feito por meio da rede pública ou privada, mas, de qualquer forma, é para lá que todos se encaminham, rapidamente, sempre que existe alguma situação crítica de saúde.

O fator mais importante que caracteriza a dinâmica de atendimento do Serviço de Emergência é a gravidade clínica do paciente, porém, paradoxalmente, é o livre acesso que tem determinado o ritmo de trabalho dos profissionais que ali atuam.

Para a Organização Pan-Americana de Saúde, a unidade de emergência está destinada a prover serviços médicos requeridos com caráter de urgência para prolongar a vida ou prevenir conseqüências críticas, os quais devem ser proporcionados imediatamente[1].

A Comissão Especial de 1972, da Associação Americana de Hospitais, define o Serviço de Emergência como "as facilidades e serviços existentes especificamente para atendimento de pacientes vindos ao hospital para tratamento das condições determinadas clinicamente, ou consideradas pelo paciente ou por seu representante como exigindo assistência médico-hospitalar imediata"[2]. Entende-se que é o paciente e/ou seu acompanhante que definem se o quadro clínico requer atendimento imediato ou não, o que muitas vezes não corresponde à interpretação médica da real necessidade de urgência.

Agravando essa situação, a deficiência da rede básica de saúde tem invertido o fluxo de pacientes, o que tem tornado o serviço de emergência o centro do sistema de saúde e o principal agente de triagem, sendo essa distorção representada pela indefinição crônica da Política Nacional de Saúde. Essa situação faz com que os serviços de emergência freqüentemente estejam abarrotados por pacientes, muito além de suas capacidades, resultando em sobrecarga para a equipe multidisciplinar que ali atua[3].

Percebemos que a dificuldade do agendamento de consultas nos ambulatórios e consultórios médicos e a facilidade de realização de exames no mesmo dia nos serviços de emergência colaboram para que essa situação se perpetue. Além disso, os profissionais médicos encontram dificuldade em lidar com o paciente que insiste em utilizar o Serviço de Emergência para fins ambulatoriais, uma vez que cada vez mais o paciente acessa os veículos de comunicação internos e externos à instituição para reclamar seus direitos, gerando um desgaste para o profissional, situação que pode ser evitada quando, simplesmente, ele atende às solicitações do paciente.

Diante desse cenário, os hospitais têm se adequado estruturalmente para atender à demanda crescente de pacientes, porém esta parece constituir uma corrida sem fim. A cada ano aumenta o número de pacientes atendidos nos serviços de emergência, restando às equipes uma adequação constante à situação.

O acesso irrestrito, o número excessivo de pacientes e a sobrecarga de equipe médica e de Enfermagem são considerados fatores de risco para o desenvolvimento de eventos adversos no Serviço de Emergência, sinalizando a ocorrência de falhas relacionadas à segurança e à qualidade da atenção dispensada aos pacientes[4].

Estudos comparando as proporções de eventos adversos atribuídos à negligência de acordo com os diferentes setores hospitalares revelam que o Pronto-Socorro representa o setor onde são identificadas as maiores parcelas desses eventos (52,6 a 70,0% do total de eventos adversos detectados)[5].

Um dos fatores que limitam a assistência de Enfermagem é a falta de tempo, tema da nossa reflexão, e é sobre ele que falaremos adiante, com considerações sobre o efeito que ele exerce sobre nossas vidas, como pode interferir em nossa comunicação e em nossos relacionamentos, e sobretudo como essa relação se dá no contexto do trabalho em Serviço de Emergência.

O TEMPO

"Deus pede estrita conta do meu tempo
E eu vou, do meu tempo, dar-lhe conta.
Mas como dar, sem tempo, tanta conta.
Eu, que gastei, sem conta, tanto tempo?"
Frei Antônio das Chagas, século XVII

O tempo é uma medida totalmente estruturada e organizada, nossas ações e relações são determinadas pelo tempo cronológico, não fazemos nada sem ter a noção temporal presente, seja nas horas de trabalho ou nas de lazer. Seu poder de regulação é imenso[6].

Embora essa noção de que o tempo regula nossa vida em todos os aspectos envolva até o convívio social, é no trabalho que passamos a maior parte de nossa vida; assim, é ele que, em geral, regula toda a distribuição de nosso tempo. Dessa forma, o tempo laboral é, simultaneamente, opressor e organizador[6].

Em Serviço de Emergência, as características de organização e opressão são muitíssimo evidentes. Para o paciente, a *sua* condição física ou mesmo o *seu* estado de ansiedade é que determinam a organização de atendimento, sendo a espera por assistência uma angústia. O que valoriza essa característica de opressão é que o paciente tem o foco apenas em si mesmo, pois habitualmente ele não está preocupado com o conjunto, com os outros pacientes que se encontram nas mesmas condições que a dele, ou até piores. A solidariedade é percebida, de forma mais evidente, nas situações de grande impacto, como pacientes adentrando o setor de emergência em parada cardiorrespiratória, com ferimentos extensos, nos quais a presença de sangue chame a atenção dos demais ou mesmo em situações de catástrofes. Para os casos de menor impacto visual, nos quais a necessidade de urgência de atendimento não é um fato explícito para pessoas leigas, a relação que impera é a da competição. O comportamento que se observa dos pacientes que aguardam por atendimento é que passam a monitorar todos os movimentos da equipe de profissionais, questionando de forma, por vezes, até agressiva quando percebem que alguém está sendo atendido na sua frente.

Para a equipe de profissionais, o poder de regulação do tempo tem a ver também com a quantidade de tarefas a ser realizadas, o que freqüentemente pode assumir a conotação de opressão.

Na Enfermagem o tempo é considerado um mito[7]. A queixa mais freqüente dos profissionais é de que há grande carga de trabalho, de que tarefas não podem ser realizadas por falta de tempo ou, pior, de que foram realizadas de forma inadequada por não ter havido tempo hábil para se preocupar com os detalhes. É relativamente comum observarmos a justificativa da falta de tempo quando ocorre, por exemplo, uma falha de medicação ou uma falha envolvendo técnica de assepsia: "Eu tinha muitas coisas para fazer e não prestei atenção", ou "O caso era muito grave e eu precisava agir rápido". Nesse contexto, apesar de ser um problema real, a falta de tempo acaba se tornando uma "muleta" para justificar falhas.

Administrar o tempo é imprescindível, ele é o único recurso que deve ser gasto no instante em que é recebido, e deve ser gasto a uma taxa fixa: sessenta segundos por minuto, sessenta minutos por hora. Assim, a própria noção de gerenciamento do tempo é um erro de denominação. Não podemos gerenciar o tempo. Podemos apenas gerenciar *a nós mesmos* com relação ao tempo. Não podemos controlar a quantidade de tempo que temos, podemos apenas controlar como o usamos[8].

Administrar o tempo é planejar a vida, é definir prioridades e o grau de importância e urgência que as atividades demandam, é possuir autonomia sobre um recurso altamente perecível[1]. O conceito de prioridade é muito relevante, também, na área de emergência. O êxito do tratamento do paciente crítico está diretamente relacionado com a capacidade da equipe de identificar o que mais está prejudicando o paciente naquele momento e a definição de prioridades aplicáveis ao caso[3]. Entendemos, porém, que não é apenas o fato do planejamento adequado das atividades que determina o sucesso do profissional, mas a necessidade de atender às expectativas dos pacientes (que muitas vezes não têm nada a ver com prioridades).

Atualmente, a ampliação dos serviços de triagem implantados em hospitais públicos e privados evidencia a preocupação com o tempo excessivo para iniciar o atendimento, após a chegada do paciente ao hospital, e a definição de prioridades. Com os serviços de emergência sempre lotados, a premissa da triagem é avaliar o paciente no menor tempo possível após sua chegada ao setor de emergência, encaminhando os casos prioritários

---

1. E. CHAVES, *Administrar o tempo é planejar a vida*, cit.

para a área de tratamento e garantindo, dessa forma, maior segurança ao paciente e ao serviço de saúde; caso contrário, a demora para o atendimento dos pacientes com risco de vida pode acarretar a sua morte. Apesar dessa preocupação e reestruturação dos hospitais, enfermeiros de triagem têm sido alvo de muitas críticas pois, de maneira geral, não correspondem à expectativa do paciente de ser atendido imediatamente.

A dor aguda representa outro fator que torna o tempo uma variável importante na avaliação do tratamento em Serviço de Emergência. Em indivíduos traumatizados, há destaque para a importância do tratamento álgico em menor tempo possível[9]. Entendemos que isso se dá não só pela satisfação do indivíduo, mas também porque a dor aguda pode aumentar o risco de vida, por exemplo, no paciente cardíaco, em função do aumento da ansiedade, do consumo de oxigênio do miocárdio, da freqüência cardíaca e da pressão arterial, piorando uma isquemia preexistente e podendo prejudicar uma hemodinâmica limítrofe[10].

Estudo utilizando a música como intervenção de Enfermagem para minimizar a dor do paciente traumatizado demonstrou que a satisfação do paciente com o controle da dor aguda está associada ao tempo de espera para o atendimento, devendo esse ser imediato, embora a música tenha contribuído para o aumento da satisfação com o atendimento[11].

Assim, podemos inferir que, independentemente das ações terapêuticas, se não considerarmos o tempo um fator crucial para o sucesso do tratamento, estaremos subestimando as necessidades do paciente, além de fadar o serviço de saúde a se tornar alvo de críticas da população a que se destina. A expectativa do paciente é de que suas necessidades sejam atendidas prontamente — imediatamente —, devendo haver resolutividade na mesma proporção da sua ansiedade. Há uma questão emocional embutida nessa expectativa; o paciente traz experiências anteriores que podem interferir no seu comportamento, tornando-o mais ou menos ansioso. Por outro lado, há o profissional "afogado" em seu tempo, considerado exíguo, responsável pelo atendimento "em tempo".

OS EFEITOS DA FALTA DE TEMPO E OS REFLEXOS NA COMUNICAÇÃO

"Porque o tempo é uma invenção da morte: não o conhece a vida — a verdadeira — em que basta um momento de poesia para nos dar a eternidade inteira."

Mário Quintana, A cor do invisível, 1989

A falta de tempo nos coloca sob estresse. Em um contexto mais amplo, a intensidade que o enfermeiro experimenta no seu cotidiano exige dele uma contínua e profunda mobilização de energia, para lidar com o desgaste da convivência com a dor e o sofrimento do paciente e evitar o estado de estresse[12, 13].

Especificamente na área de emergência, constatou-se que o perfil emocional do enfermeiro sofre alterações no decorrer do plantão, situação atribuída ao desgaste e ao estresse próprios da atividade, exigindo alto nível de habilidade e necessidade de respostas imediatas[14]. O fato de, constantemente, o enfermeiro ser atraído em várias direções e com isso ter de realizar várias tarefas simultaneamente também o coloca sob estresse[15].

Outra questão relevante é que, na área da saúde, os profissionais freqüentemente enfrentam dupla jornada de trabalho, tendo de encarar, ainda, uma terceira jornada ao chegar em casa. Assim, o convívio familiar e a vida social são radicalmente prejudicados pelo pouco tempo que resta a seu favor. Para muitas pessoas, balancear o tempo dedicado ao trabalho e a família, por si só, já é uma fonte geradora de estresse, quando, fatalmente, haverá repercussão nos dois lados.

A consciência de todos esses fatores nos remete a uma nova abordagem para gerenciar o estresse. Em vez de nos permitir ser colocados em posições de constante estresse para com isso aprender (quando aprendemos técnicas para lidar com ele), deveremos nos concentrar no gerenciamento de nosso tempo de maneira mais eficiente, para dessa forma evitarmos a maior parte do estresse que nos é infligido pela falta de tempo[8].

O estresse, causado pela falta de tempo ou por inúmeros outros motivos possíveis, interfere diretamente na comunicação e na relação da equipe de saúde. O enfermeiro da sala de emergência, submetido, freqüentemente, ao estresse e ao sentimento de frustração, tende a apresentar, muitas vezes, pouca objetividade e grande teor emocional ao analisar a sua situação de trabalho, o que, além de dificultar a compreensão da realidade, impede a elaboração, a transmissão e o entendimento de idéias que possam amenizar os agentes estressores do ambiente. O estresse dificulta a comunicação com o enfermeiro, não somente com seus pares, como também com os demais membros da equipe de trabalho e até com os pacientes[16].

Percebemos também que a comunicação interfere no planejamento de trabalho e no tempo do profissional. Quantas vezes já ouvimos que *o problema ocorreu por uma falha de comunicação?* E, se houve um problema, assertivamente haverá um retrabalho, e como conseqüência "desperdício" de tempo.

A comunicação é entendida como um processo de compreender e compartilhar mensagens, sendo que a própria mensagem e o modo como se dá o seu intercâmbio exercem influência no comportamento das pessoas, o que permite afirmar que as pessoas se encontram constantemente envolvidas por um campo interacional[17].

A comunicação interpessoal, segundo Barlund, ocorre no contexto de interação face a face; consiste em eventos de comunicação oral e direta; assim, devem existir duas ou mais pessoas próximas, resultando em uma interdependência comunicativa, que envolve troca de mensagens que podem ser codificadas de maneira verbal ou não-verbal, sendo marcada pela informalidade e pela flexibilidade[18].

Atualmente, as instituições de saúde se voltam para repensar suas estruturas, seus processos e também suas relações de trabalho, entendendo que cada vez mais as equipes devem estar integradas, pois existe uma interdependência necessária para que os processos funcionem ou aconteçam, havendo necessidade de interação entre individualidade e coletividade[19]. O investimento dos hospitais na melhoria dos canais de comunicação evidencia a preocupação com a qualidade das informações e das relações, o que, de certa forma, garante a sobrevivência das instituições no mercado da saúde.

O tempo em que a comunicação flui adequadamente é limitado; o próprio tempo desgasta as informações que se perdem ou se tornam obsoletas; a dinâmica de trabalho afeta diretamente a troca de informações; muitas vezes, o profissional e o paciente são "atropelados" por diversos acontecimentos que alteram o planejamento de trabalho. Isso nos leva à constatação de que freqüentemente precisamos validar com o paciente e os demais profissionais as informações transmitidas.

"Uma das responsabilidades dos profissionais de saúde em relação ao atendimento aos clientes é a de não aumentar a pressão onde a pressão já existe. Se queremos reduzir a pressão, devemos compreender a importância do equilíbrio nas relações com o cliente." A comunicação adequada é aquela que tenta reduzir conflitos, mal-entendidos e atingir objetivos definidos para a solução de problemas detectados na interação com os pacientes[20].

A expressão do pensamento se faz 7% com palavras, 38% com sinais paralingüísticos e 55% por meio de sinais do corpo. Daí o treinamento da percepção da linguagem não-verbal revelar-se uma necessidade vital para o profissional de saúde[20].

Cena comum observada no Serviço de Emergência é a expressão de dúvida e insegurança do paciente após a avaliação médica. Fatores como baixo nível cultural do paciente e a falta de clareza do médico ao se expressar podem favorecer o crescimento da insegurança ou até do medo que o paciente demonstra diante da situação. Estar atento à linguagem não-verbal, para interpretar essas emoções e agir de maneira proativa, pode compensar o pouco tempo de atenção que o enfermeiro tem disponível para cada paciente. Muitas vezes, nesses momentos cria-se um vínculo com o paciente, que demonstra compreender a situação e se mostra até solidário ao profissional.

Ouvir o paciente é, também, uma maneira de se comunicar com ele, de decifrar as mensagens embutidas nos sinais paralingüísticos e nos sinais do corpo, de reduzir a pressão da falta de tempo.

Concluímos que a comunicação bem estabelecida pode amenizar a falta de tempo subjetiva que o profissional de emergência experimenta no seu dia-a-dia, uma vez que, se utilizarmos esse valioso instrumento de forma empática, o enfermeiro estará se imbuindo de dados para planejar o seu trabalho de forma mais eficaz e utilizará os argumentos corretos para conscientizar o paciente de suas prioridades.

Entendemos que a comunicação é um processo de aprendizagem, o seu domínio traz racionalização do tempo, que por sua vez deve ser planejado de forma eficiente. Como conseqüência atingiremos um patamar de maior qualidade nas relações interpessoais, em serviço de emergência ou não, assim como na vida.

REFERÊNCIAS

1. STROZZI, G. M., ARAUJO, V. I., DRUMMOND, J. P. Organização assistencial de emergências na cidade de Florianópolis: presente e futuro. *ACM Arq. catarin med.* 13 (3): 185-90, 1984.
2. MENDES, D. C. Serviços de emergência: conceituação, normas e planejamento. *Rev. Paul. Hosp.* 30: 65-70, 1982.
3. FELIPPE JR., J. *Pronto Socorro — fisiopatologia, diagnóstico e tratamento.* 2ª ed. Rio de Janeiro, Guanabara Koogan, 1990.
4. BOREHAM, N. C., SHEA, C. E., MACKAWAY-JONES, K. Clinical risk and collective competence in the hospital emergency department in the UK. *Soc. Sci. Med.* 51: 83-91, 2000.

5. GALLOTTI, R. M. D. *Eventos adversos e óbitos hospitalares em serviço de emergências clínicas de um hospital universitário terciário: um olhar para a qualidade da atenção*. Tese. São Paulo, Faculdade de Medicina da Universidade de São Paulo, 2003.
6. RICHTER, E. P., JOVER, E. R., NUNES D. C. Tempo como categoria analítica da subjetividade. *Psicologia Política*, 2 (4): 233-48, 2002.
7. HORTA, W. A. Os mitos na Enfermagem. *Enf. Novas Dimens*, 1 (2): 60-3, 1975.
8. MACKENZIE, A. *Armadilha do tempo*. São Paulo, Makron, 1991.
9. GATTI, M. F. P., AVANSI, P. A. Dor em emergência. In: LEÃO, E. R., CHAVES, L. D., editoras. *Dor 5º sinal vital: reflexões e intervenções de Enfermagem*. 1ª ed. São Paulo, Maio, 2004, p. 251-61.
10. American Heart Association. Suporte avançado de vida em cardiologia. [S.I.], 1997.
11. TANABE, P., THOMAS, R., PAICE, J., SPILLER, M., MARCANTONIO, R. The effect of standard care, ibuprofen, and music on pain relief and patient satisfaction in adults with musculoskeletal trauma. *J. Emerg. Nurs.* 27 (2): 124-31) 2001.
12. CHAVES, E. C. *Estresse e o trabalho do enfermeiro: a influência de características individuais no ajustamento e tolerância do turno noturno*. Tese. São Paulo, Instituto de Psicologia da Universidade de São Paulo, 1994.
13. PITTA, A. Saúde mental e o trabalho: a saúde de quem trabalha em saúde. *J. Bras. Psiq.* 41(1): 43-50, 1994.
14. MARTINO, M. M. F., MISKO, M. D. Estados emocionais de enfermeiros no desempenho profissional em unidades críticas. *Rev. Esc. Enferm. USP* 38(2): 161-7, 2004.
15. JEZIERSKI, M. Clinical Articles estresse and coping mechanisms: A report of interviews with eleven emergency department nurse managers. *J. Emerg. Nurs.* 19, 89-95, 1993.
16. REIS, J. N., CORRÊA, A. K. *Unidade de emergência: estresse x comunicação*. In: Anais do II Sibracen; 1990 mai. 02-4; Ribeirão Preto. USP/EERP, 1990. p. 528-38.
17. STEFANELLI, M.C., editor. *Comunicação com paciente teoria e ensino*. 2ª ed. São Paulo, Robe, 1993, p. 29-59.

18. LITLEJOHN, S. W., editor. *Teorias da comunicação humana*. Rio de Janeiro, Guanabara, 1988, p. 205-52.
19. SILVA, M. J. P. Valor da comunicação para o sucesso dos processos de qualidade. In: MELLO, J. B., CAMARGO, M. O., editores. *Qualidade na saúde*. 1ª ed. São Paulo, Best Seller, 1998, p. 69-76.
20. SILVA, M. J. P. *Comunicação tem remédio — a comunicação nas relações interpessoais em saúde*. 7ª ed. São Paulo, Loyola, 2002.

Ressuscitação cardiopulmonar: aspectos da comunicação e do tempo

Mildred Patrícia Ferreira da Costa

"Para entender o valor de um minuto é só conversar com alguém que teve uma parada cardiorrespiratória."

Maria Júlia Paes da Silva

RESSUSCITANDO A COMUNICAÇÃO

A ressuscitação cardiorrespiratória (RCP) é um procedimento que requer bom relacionamento entre a equipe, assim como adequada comunicação. Por se tratar de uma situação crítica, em que as ações profissionais poderão culminar no restabelecimento da vida ou na morte do paciente, freqüentemente está associada a um alto grau de estresse e ansiedade da equipe, que trabalha contra o tempo, o que contribui para o surgimento de barreiras na comunicação.

O conhecimento prévio das ações de cada profissional durante a ressuscitação pode ser um agente facilitador da comunicação e minimizar o estresse durante o atendimento, uma vez que o não-conhecimento das ações retarda as respostas[1].

A partir da observação não-sistemática a respeito dos atendimentos de parada cardiorrespiratória (PCR) durante anos de vivência profissional em sala de emergência, percebi desvios de comunicação, o que muitas vezes causava desconforto no relacionamento interpessoal após o atendimento, pois em algumas situações o estresse gerava desequilíbrio emocional, que culminava com posturas agressivas entre as equipes. Outro problema freqüentemente observado era a falta de comando único, que resultava em divergências de condutas entre os médicos, culminando em discussões, fato que confundia a equipe de Enfermagem sobre como proceder e causava demora na efetivação dos procedimentos. Este fato, por sua vez, desencadeava outros problemas, como a resposta clínica inadequada e o aumento do estresse da equipe médica, formando-se um círculo vicioso.

Muitos profissionais, quando podem, esquivam-se do atendimento de emergência, provavelmente devido a fatores diversos; entretanto, um fator que pode relacionar-se a isto é a tentativa de evitar a exposição a uma situação estressante e emocionalmente desgastante quando o atendimento é desorganizado e a comunicação inadequada.

Há que se aprimorar o relacionamento e a comunicação interpessoal da equipe durante e após as manobras de ressuscitação, o que certamente contribuirá para melhor qualidade da assistência, e muito provavelmente terá influência no resultado final do atendimento, pois uma boa comunicação otimiza a utilização do tempo, que é primordial quando se trata de salvar vidas.

A comunicação pode ser entendida como um processo de troca e compreensão de mensagens enviadas e recebidas. É por meio dessa interação que as pessoas se percebem, partilham o significado de idéias, pensamentos e propósitos.

Entretanto, a comunicação sofre influências diversas, como o ambiente em que acontece e as condições emocionais das pessoas que compartilham a mensagem. Esse partilhar de idéias pode acontecer de forma verbal, paraverbal e não-verbal, e na maioria das vezes se dá mediante a associação desses tipos de comunicação[2].

Para que o intercâmbio de mensagens seja efetivo, seu significado deve ser compreendido por todos os que compartilham a informação. Para tanto, é importante que se evitem vieses e distorções no envio da mensagem: adequar o vocabulário ao repertório do ouvinte, buscar concordância entre a mensagem verbal e a não-verbal, de modo que não se contradigam, são fatores que devem ser considerados quando se deseja uma boa comunicação[2-3]. As mensagens são interpretadas não apenas pelo que é falado, mas também pelo modo como é falado e pelos comportamentos associados a essa fala, como linguagem corporal, postura e proximidade entre as pessoas[4].

Nas relações interprofissionais em uma sala de emergência ou durante o atendimento a uma PCR as pessoas guardam certa distância umas das outras, mantendo a chamada distância pessoal (de 45 a 125 centímetros).

Nessa distância os profissionais podem perceber de modo mais nítido as mensagens não-verbais, como expressões faciais e olhar. Durante o atendimento de uma PCR por uma equipe integrada, observa-se que a comunicação não-verbal ocorre com movimentos da cabeça em sinal de concordância, resignação quando já não há mais nada a fazer, expectativa quanto às respostas clínicas do paciente e um sem-número de outros significados que se possa expressar por meio do corpo.

Quando os profissionais se conhecem bem e mantêm um relacionamento harmonioso, a compreensão dos signos não-verbais fica facilitada. Mas para isso é preciso estar atento a si mesmo e aos outros, para otimizar esse aspecto da comunicação.

A comunicação verbal está associada à expressão de palavras, seja pela linguagem falada, seja pela escrita. Quando não há problemas relacionados à fala (idioma, expressões regionais, deformações da fala), espera-se como primeiro aspecto da comunicação verbal a clareza sobre o que se deseja informar. Durante a comunicação verbal ocorrem a *expressão* (transmissão da mensagem), a *clarificação* (compreensão de um raciocínio, de uma idéia, de um comportamento) ou a *validação* da compreensão (verifica se a compreensão está correta e se nos fizemos entender)[4].

A comunicação predominante durante um atendimento de RCP é a comunicação verbal falada, porém deve-se lembrar que a comunicação não-verbal permeia todo tipo de comunicação. Desde o momento em que é feito o diagnóstico da PCR, este evento é comunicado verbalmente à equipe durante o pedido de auxílio ("Ative o sistema médico de emergência!", ao se tratar de PCR pré-hospitalar, ou "Parada! Tragam o carro de emergência com o desfibrilador!", ao se tratar de PCR intra-hospitalar). Em ambas as situações é preciso que a comunicação verbal seja objetiva e clara, com apenas um significado para quem envia e para quem recebe a mensagem. Qualquer mensagem dúbia nesse caso contribuirá para o atraso no início do atendimento, fato que pode ser decisivo no prognóstico do paciente, pois, numa PCR devida à fibrilação ventricular, principal causa de PCR em adultos, em cada minuto que o paciente passa sem ser desfibrilado há uma perda de 10% de chance de sobrevivência, ou seja, num atraso de cinco minutos, a probabilidade de sobrevivência cai para 50%. Otimizar a comunicação significa, portanto, otimizar o tempo, e por conseqüência aumentar as chances de sobrevivência da vítima que estamos ressuscitando.

A clareza da comunicação verbal deve ter continuidade durante o atendimento da PCR. O primeiro passo é a determinação de um líder para conduzir o atendimento, que deve ser um profissional médico com experiência e amplos conhecimentos em RCP, de modo que haja comando único do atendimento[5]. Todos os membros da equipe devem ouvir atentamente as indicações do líder, que, por sua vez, deve direcionar o atendimento com palavras claras, audíveis e mediante decisões únicas.

QUEM VAI FALAR?

Um problema freqüentemente enfrentado em hospitais de ensino é o duplo comando em uma RCP, quando há discordância de conduta entre os médicos residentes e o preceptor passa a assumir o comando. Essa é uma situação que desestabiliza a equipe e contribui para resultados ruins.

Não é aceitável que o líder emita uma mensagem e a seguir mude de idéia, pois o *tempo* durante o atendimento de uma PCR é crítico, e numa equipe treinada, com ações sincronizadas, a efetivação de um comando deve se dar em poucos segundos, já que cada um sabe de antemão qual será a seqüência de atendimento, bastando apenas o comando do líder para sua efetivação. Mudar de idéia após a emissão de um comando (expressão da mensagem) pode significar que o comando anterior já tenha sido efetivado! Esse é um dos motivos pelos quais o líder deve ser um profissional seguro das decisões que irá tomar, pois não há tempo para dúvidas, o raciocínio deve ser rápido e as tomadas de decisão, imediatas.

Permanecer em silêncio[4] é uma excelente maneira de a equipe conseguir ouvir o comando do líder, e para isso é preciso aprender a controlar impulsos, emoções e preconceitos. Quanto mais pessoas falarem simultaneamente, mais tumultuado será o cenário da RCP, o que prejudica a comunicação (barreira) e a efetivação das ações terapêuticas. Isso quer dizer que comunicação adequada durante RCP salva vidas!

Além de ouvir as mensagens do líder da RCP, é importante sinalizar que essas foram compreendidas e executadas. Uma boa maneira de se fazer isso é repetir em voz alta a última ordem do líder. Por exemplo: Líder: *Um mg de epinefrina IV, vinte ml de soro e levanta o braço.* Membro da equipe: *Feito um mg de epinefrina, vinte ml de soro e o braço está levantado.* Isso traz um *feedback* ao líder de que sua mensagem foi compreendida e a ação efetivada — não houve barreira na comunicação.

Em um hospital público, durante um atendimento de RCP anos atrás, ocorreu um fato pitoresco: a auxiliar de Enfermagem que integrava a equipe realizava seu primeiro atendimento de RCP e não havia recebido treinamento prévio para tal. Quando o médico ordenou: *Faça um mg de epinefrina IV, vinte ml de soro e levanta o braço*, a auxiliar ministrou o medicamento e levantou seus dois braços, o que gerou uma reação de surpresa no médico, que, pensando tratar-se de uma provocação, enfaticamente perguntou-lhe: *Por que você está fazendo isso? Não é para levantar o seu braço e sim o do paciente!*, ao que a auxiliar lhe respondeu: *O senhor não explicou, eu achei que era para eu levantar o braço para o senhor saber que eu já tinha feito a medicação*. Essa situação exemplifica uma distorção da comunicação durante a RCP devida ao desconhecimento de um código, que gerou um conflito e alterou o ritmo do tempo utilizado para o atendimento, uma vez que líder e membro da equipe pararam o que estavam fazendo para esclarecer um desvio de comunicação.

Ruídos são elementos presentes no processo de comunicação que prejudicam o envio ou a compreensão da mensagem. Estão relacionados a sons, fatores físicos, psicológicos, à capacidade intelectual dos interlocutores ou ao próprio ambiente, podendo atuar como barreiras à comunicação interpessoal[2].

Os ruídos freqüentemente presentes em uma sala de emergência são as vozes de várias pessoas falando ao mesmo tempo, sons emitidos por equipamentos como alarmes e bipes, que na medida do possível devem ser evitados pois contribuem para aumentar o estresse da equipe. É importante que a equipe se empenhe para evitar que ocorram ruídos durante a comunicação.

Embora, em tese, todos saibam que reconhecimento e respeito são fatores essenciais de harmonia numa equipe, e que o trabalho deve voltar-se para um objetivo único — o *que* é certo, e não *quem* é certo —, esse tipo de estresse prejudica, muitas vezes, a comunicação[6].

Comunicar-se é função vital em um trabalho em equipe, e administrar a harmonia na comunicação (verbal e não-verbal!) interpessoal em situações de grande estresse, como no atendimento da PCR, não é tarefa das mais fáceis. Conflitos podem ser gerados pela diversidade de experiências e papéis e pela diferença de percepção das situações[4]. Entretanto, quando as pessoas estão dispostas a melhorar a comunicação e o relacionamento, o primeiro passo está dado. É preciso estar aberto para ouvir a opinião dos outros membros da equipe (inclusive críticas!), ponderar, refletir, fazer uma auto-análise e a partir de então propor-se a realizar mudanças. Mas também é importante se posicionar, expressar sentimentos, descrever comportamentos que lhe causam problemas em vez de expressar julgamentos.

Atualmente, os efeitos psicológicos que os esforços de ressuscitação exercem sobre a equipe de emergência são mundialmente reconhecidos. A American Heart Association estimula todas as equipes de ressuscitação a discutir incidentes críticos. O desempenho na RCP é estressante, desencadeando sintomas emocionais, como a chamada reação de fracasso. Após o atendimento de uma RCP é aconselhável que a equipe se reúna para discutir sentimentos, medos, desempenho e comunicação durante a manobra de RCP. Todos os membros da equipe devem estar presentes, e acertos e erros devem ser apontados, a partir dos quais se deve propor mudanças para o próximo atendimento. A dimensão humana da RCP deve ser motivo de discussão entre a equipe[7].

Durante o atendimento da PCR o profissional experimenta muitas emoções, como medo do fracasso, sensação de impotência perante a morte, responsabilidade por aquela vida que no momento está em suas mãos. Esses sentimentos podem ser momentaneamente controlados por algumas pessoas pelo mecanismo de defesa da negação, que pode ser observado pela adoção de comportamentos esdrúxulos e incompatíveis com a situação, como começar a cantar, fazer piadas e comentários desnecessários sobre o paciente ou assuntos não pertinentes à situação, que são ouvidos pela equipe, por outros pacientes, pelo *próprio paciente* (como em relatos de pessoas que sobreviveram à PCR e se recordam da voz de quem o atendeu) e pela família, quando presencia o atendimento.

Esses comportamentos são tidos como normais por alguns profissionais ou como desrespeitosos por parte de outros. Por mais que se compreenda que são comportamentos de fuga da realidade, em uma tentativa de amenizar o próprio sofrimento emocional, há que se considerar o impacto que podem causar em quem os ouve ou presencia. Como um familiar presente à sala de ressuscitação entenderia tal comportamento? E os outros pacientes que escutam o atendimento?

Nas reuniões pós-ressuscitação deve-se discutir também o impacto que nossos comentários podem causar nas outras pessoas, uma vez que acreditamos no respeito e na humanização do cuidado e não na *coisificação* do ser humano.

O grau de investimento emocional e energético nas atividades realizadas em grupo determina o relacionamento satisfatório, que por sua vez possibilita uma melhor produtividade.

Para desenvolver uma boa comunicação nas relações de trabalho, é necessário:

1- Conhecer a si próprio, suas características e necessidades;
2- Ser sensível às necessidades dos outros;
3- Acreditar na capacidade de relato das pessoas;
4- Reconhecer sintomas de ansiedade em si e no outro;
5- Observar o seu próprio não-verbal;
6- Usar as palavras cuidadosamente;
7- Reconhecer as diferenças...
8- ... e tratar os outros com o mesmo carinho e respeito que gostaria que fossem dispensados a você[4].

O TEMPO DA FAMÍLIA

"Quando disserem os médicos
Que nada há a fazer,
Eu quero que tu me cantes
Uma canção de bem morrer..."
Mário Quintana, "A última canção"

Historicamente, não tem sido permitido à família permanecer na sala de emergência durante o atendimento de seu ente querido. E um fato mais assustador ainda é que esse paradigma raramente é questionado pelos familiares das vítimas atendidas.

As pessoas, especialmente nos países e locais com menos recursos, acabam se acostumando a esperar. Esperar por uma consulta, esperar até que um dia chegue o remédio no posto de saúde, esperar por um exame (às vezes mais de um ano!), e com tudo isso estranho seria se essas pessoas também não achassem normal esperar em uma ante-sala de emergência por alguma informação, que em muitas situações não é compreendida, devido ao abismo que os significados das palavras e expressões dos profissionais de saúde formam para as pessoas mais simples.

Esperar é uma experiência humana comum. Todos, em algum momento da existência, vivenciam a espera de momentos felizes ou angustiantes[8].

Aguardar uma notícia sempre causa certo grau de ansiedade, mas esperar por uma notícia sobre a vida ou a morte de um ente querido que está em uma sala de emergência é uma difícil experiência vivida pelos familiares.

A percepção da passagem do tempo pode variar de acordo com as emoções e o tipo de experiência vivida. Em momentos de alegria e prazer é comum se ouvir a expressão: *Nem percebi o tempo passar!*, mas, em contrapartida, em situações de dor (física ou espiritual), o tempo se arrasta, os minutos são como horas, as horas como dias e os dias... como uma eternidade. O tempo de espera em uma sala de emergência assume significados diversos para quem cuida e para quem espera. Para os profissionais que realizam a RCP, o tempo nunca é suficiente, passa muito rápido, e se tem tanto a fazer! Como seria bom se o relógio parasse até que conseguíssemos reanimar aquela pessoa! Mas o relógio parece não sair do lugar para quem espera uma notícia do ente querido. Como é possível pensar em tantas coisas em tão pouco tempo? *O que será que está acontecendo lá dentro? Por que demoram tanto para nos dar uma informação? Será que realmente estão fazendo tudo o que é possível para salvar a vida dele(a)?* Pensamentos de angústia tomam conta de quem espera por uma notícia de vida... ou de morte.

O corpo, a face e o olhar de quem espera por uma notícia podem revelar muitos significados para os olhos atentos de um profissional da saúde. A "leitura" desses significados pode facilitar a abordagem desse familiar no momento de fornecer as informações.

Para entender o valor de uma hora, é só conversar com familiares de pacientes numa sala de espera[9].

Conversar com a família na sala de espera é uma atividade rotineira de médicos e enfermeiros de sala de emergência. Mas o ato de informar o que aconteceu aos familiares não pressupõe, necessariamente, uma comunicação. E, considerando os vários fatores que podem interferir na adequada comunicação, os profissionais devem estar mais atentos: a si mesmos e ao outro, buscando sinais na comunicação não-verbal que complementam o significado das palavras.

A American Heart Association recomenda alguns cuidados por parte dos profissionais na comunicação da morte súbita ou do insucesso na RCP aos familiares:

- Este tipo de comunicação deve acontecer pessoalmente e não por telefone.
- Deve-se considerar que ao final dos esforços da RCP os profissionais têm novos clientes: a família.
- Escolher um lugar reservado para conversar com a família.
- Descrever os eventos como eles ocorreram na sala de emergência.
- Descrever as circunstâncias que levaram à morte.

- Não utilizar eufemismos como "ele passou desta para melhor" ou "ele nos deixou". Ao contrário, usar palavras claras com um único significado: "morte" ou "está morto".
- Fazer contato visual, tocar a família afetivamente e compartilhar seus sentimentos.
- Dar tempo para que a notícia seja assimilada e proporcionar o tempo que for necessário para discussões e esclarecimentos.
- Permitir à família ver o paciente[7].

Em toda comunicação há o fato em si — o conteúdo e o sentimento vivido quando nos comunicamos. Por isso é impossível, numa comunicação interpessoal, dissociar as palavras da comunicação não-verbal. E para obter uma comunicação efetiva temos de ter coerência entre as palavras e os sinais que o corpo fornece[10].

Nesse momento, o uso dos nossos sentidos proporciona uma percepção mais acurada da mensagem. É preciso olhar para o familiar enquanto ele expressa seus sentimentos e opiniões, perceber sua postura corporal e sua movimentação em determinado espaço. Mas também é preciso interagir, envolver-se, e estar próximo fisicamente também é uma maneira de dizer que se está disponível para ouvi-lo. Um contato físico como um abraço ou segurar a mão pode trazer um pouco de conforto ao familiar.

Procurar perceber como o outro está vivenciando a experiência da perda oferece ao profissional a possibilidade de uma comunicação empática[2]. Só poderemos ser úteis nesse momento se compreendermos a dimensão e o significado do que o familiar está sentindo.

É importante considerar que a negação da morte, a angústia e a dor espiritual vividas pelo familiar nesse momento podem contribuir para que ele ignore algumas informações, e não existe comunicação quando o estímulo é ignorado. Isso nos leva a refletir na importância de direcionar a comunicação a partir da necessidade do familiar e não da necessidade que o profissional julgue existir.

A American Heart Association, nas Diretrizes de Ressuscitação de 2000, recomenda que seja oferecida a possibilidade de a família permanecer na sala de emergência durante a ressuscitação[11]. Essa recomendação nos convida a refletir na comunicação que estabelecemos durante o atendimento da PCR e com a família. Muitas mudanças internas precisarão ocorrer para que possamos oferecer aos familiares a oportunidade de estar perto de seu ente querido, naquele que poderá ser o último momento juntos. E estamos falando de mudanças estruturais, materiais, de recursos humanos e, por que não dizer, paradigmáticas.

Não há mais espaço para conceitos cristalizados e idéias como "Sempre foi assim, por que precisa mudar?". É preciso estar aberto ao novo, perceber novas possibilidades no caminho da humanização. Talvez a valorização do tempo, da comunicação e das necessidades do outro seja um bom começo.

As grandes mudanças começam com pequenos gestos, mas precisamos respeitar nosso tempo interno para processar as mudanças, sem esquecer que o nosso tempo também pode influenciar no tempo do outro. Mas refletir sobre essa necessidade já é um grande avanço.

Parafraseando a Bíblia Sagrada: tudo tem seu tempo. Há tempo de viver e tempo de morrer. Há tempo de morrer e tempo de ressuscitar. Há de se ter tempo também para o familiar: após a morte ou após uma ressuscitação bem-sucedida. E para que possamos continuar ressuscitando tivemos de ter tempo para nós mesmos, como indivíduos e como equipe.

É preciso *se cuidar* para continuar cuidando!

REFERÊNCIAS

1. PEIXOTO, M. S. P., COSTA, M. P. F. *Ressuscitação Cardiorrespiratória — Assistência de Enfermagem Sistematizada*. Rio de Janeiro, Revinter, 1998.
2. STEFANELLI, M. C. *Comunicação com Paciente*. 2ª ed. São Paulo, Robe, 1993.
3. MENDES, I. A. C. *Enfoque humanístico à comunicação em Enfermagem*. São Paulo, Sarvier, 1994.
4. SILVA, M. J. P. *Comunicação tem remédio — a comunicação interpessoal na área de saúde*. São Paulo, Gente, 1996.
5. Society of Critical Care Medicine. Fundamental Critical Care Support (FCCS). Cardiopulmonary/cerebral resuscitation. Anaheim, 1998, p. 13-19.
6. NOZAWA, E., TERZI, R., BARBOSA, S., ORLANDO, J. M. C. Terapia Intensiva: trabalho em equipe. In: ORLANDO, J. M. C. *UTI muito além da técnica... a humanização e a arte do intensivismo*. São Paulo, Atheneu, 2002, p. 3-7.
7. CUMMINS, R., editor. Livro-Texto Suporte Avançado de Vida em Cardiologia. American Heart Association, 1997-99, p. 1-70.

8. BOURNES, D. A., MITCHELL, G. L. Waiting: the experience of persons in a critical care waiting room. *Research in Nursing & Health*, 2002, 25: 58-67.
9. SILVA, M. J. P. *O amor é o caminho: maneiras de cuidar*. São Paulo, Gente, 2000.
10. SILVA, M. J. P. O papel da comunicação na humanização da atenção à saúde. *Bioética* 10 (2): 73-88, 2002.
11. American Heart Association. Guidelines 2000 for Cardiopulmonary Resuscitation and Emergency Cardiovascular Care. International Consensus on Science. Circulation 102 (suppl I): 1-11, 2000.

O tempo em que se existe

Gabriela Rodrigues Zinn

O TEMPO DAS RELAÇÕES

A vida pode ser definida como "o tempo em que se existe"[1], seja acreditando na existência em um período de tempo entre a concepção e a morte, seja na existência eterna, em um período infinito...

Nesse sentido, a vida e o tempo caminham juntos. Como diz Luz[2]: "A vida pode ser comparada a uma ampulheta, onde cada segundo encapsula sua vida, desde o primeiro fôlego até seu último suspiro. Essa ampulheta funciona até seu tempo terminar, até o final do jogo da vida. E sua vida acaba sendo o resultado total de como você emprega seu tempo".

Todos nós somos presenteados com o dom da vida e concomitantemente com a temporalidade. Mesmo pensando na crença da vida eterna, temos na nossa realidade de humanidade um limite, uma quantidade finita de tempo de vida humana; portanto, pensando a partir da idéia apresentada anteriormente, as ações, as intenções e os sentimentos empregados nesses instantes constituem a essência e o sentido da vida de cada ser humano.

Tempo e vida são indissociáveis, a vida é moldada e limitada pelo tempo, a condução que damos ao tempo que temos reflete a forma e o sentido que damos à vida.

Além disso, a vida implica necessariamente relações, das mais fundamentais — como as relações entre as substâncias orgânicas para a formação de células, tecidos e organismos vegetais ou animais — às existentes entre os animais; no caso dessa discussão, entre os seres humanos.

Nesse sentido, concluímos que a vida é limitada pelo tempo e constituída pelas relações. Podemos afirmar, portanto, que sem relação não existe vida.

As relações existentes entre as substâncias orgânicas ocorrem, em tese, independentemente de nossas intenções; já as relações sociais entre os seres humanos são influenciadas diretamente por elas. Por isso, pode-se afirmar que a forma como conduzimos as relações humanas implica diretamente o significado do viver de cada um de nós.

E como essas relações acontecem? Fundamentalmente a partir da comunicação, acreditando que "a comunicação é o princípio natural que une um ser a outro"[3].

Conforme constatado, "uma pessoa não pode deixar de se comunicar" — exemplificando que a própria tentativa de evitar a interação já é em si uma espécie de interação, relação[4].

Sabemos, portanto, que nos relacionamos por meio da comunicação, seja ela verbal (associada às palavras expressas por meio da fala ou da escrita) seja não-verbal (desenvolvida mediante gestos, silêncio, expressões faciais, postura corporal, entre outros modos), conforme explicado por Silva[5].

A comunicação interpessoal é "um conjunto de movimentos integrados, que calibra, regula, mantém e, por isso, torna possível a relação entre os homens"[6]. Vemos, portanto, que a comunicação é o instrumento que dá vida às relações.

E como estamos cuidando dessas relações?

Vamos agora falar de cuidado...

Segundo o dicionário, cuidado significa precaução, atenção, desvelo, incumbência, preocupação...[1]. Diante dessas definições encontramos a palavra atenção, que de uma forma ou de outra inclui todas as demais. Estar atento implica estar presente, e estar presente implica "gasto" ou "investimento" de tempo, uma vez que o tempo é dinâmico, vivo, infinito e, portanto, não pára.

Necessitamos de *tempo* para *cuidar* das relações, que são a essência da *vida* e que acontecem, fundamentalmente, mediante a *comunicação*.

Temos um entrelaçamento entre vida (relação–comunicação), cuidado e tempo. Tempo para cuidar...

O CUIDADO COM A VIDA

Uma frase aparentemente tão singela... quando olhada com *cuidado*, tantas preciosidades a ser refletidas...

Cabe esclarecer que estamos falando aqui acerca do cuidado coletivo, do cuidado social, do cuidado conosco, do cuidado com o outro, do cuidado com o ser humano; nossa razão existencial: o convívio, a troca. Estamos falando do cuidado com a vida!

Todos os outros cuidados, o cuidado com o que é inanimado, refletirão de alguma forma em cuidado com a vida, pois até aí existe troca: necessitamos do que é inanimado para termos vida. E, ao pensarmos com maior profundidade, ainda concluiremos que até o que chamamos de inanimado possui vida. Afinal, foi gasta energia viva para sua criação, seja por nós, seres vivos, seja pelo que chamamos de Essência Vital. Além disso, temos essencialmente a mesma composição orgânica.

Aprendi a definição mais bonita de cuidado em uma aula com o médico e escritor Gaiarsa[7]: cuidar é colocar em prática o verbo amar. Ele afirma que o único jeito de ser feliz é cuidar dos que estão próximos. Que linda forma de praticar o amor, base de uma vida feliz...

Se cuidar envolve atenção, que, por sua vez, envolve tempo, como cuidar das relações nos tempos atuais em que ouvimos cotidianamente a expressão "Não tenho tempo!"? Ora, se não temos tempo, não temos vida! Está havendo um engano: não é que não temos tempo, é que não sabemos utilizar o nosso tempo e, portanto, a nossa vida.

Oliveira[8] sugere uma reengenharia do tempo na busca de aumentar a qualidade de vida e seu produto de felicidade bruto. Ela define essa reengenharia do tempo como "uma maneira articulada de exprimir um sentimento banal e cotidiano, a percepção direta das dificuldades de organizar as horas do dia, abrindo espaços aos sentimentos: o amor por um filho, o respeito por um idoso, a paixão por um amante, o amor-próprio enquanto profissional, o desejo de formação, o gosto da arte, a necessidade do lazer, enfim, uma teia afetiva que se tece no dia-a-dia".

Estamos falando de vida: *vida* que se limita pelo *tempo*, que se constitui pelas *relações*, que acontecem mediante a *comunicação*, e que necessita de *cuidado*!

Se a comunicação é inerente à vida humana, assim como o tempo e as relações, ao cuidar da forma como nos comunicamos estamos cuidando das nossas relações e, assim, usufruindo positivamente o tempo que nos é dado. Estamos colocando em prática o verbo amar no nosso dia-a-dia.

Nesse sentido, saber viver pode ser:

- Valorizar o momento: o tempo não pára, é um dom que recebemos ao nascer, o que passar agora não volta mais, portanto há que se dizer "eu te amo", pedir perdão, ligar, dar atenção, dizer "não" quando assim tiver de ser, dizer "sim" quando esta for a vontade.
- Estar atento: estar inteiramente presente em cada instante, aproveitar, viver e valorizar o agora.
- Priorizar: fazer escolhas sem olhar para trás, mas se um dia se tiver de retroceder, para continuar caminhando, por que não?
- Organizar: planejar a utilização do tempo para aproveitarmos melhor cada instante da vida; há tempo de não fazer nada e estar consigo mesmo; há tempo de lazer; há tempo de estudar; há tempo de trabalhar; há tempo de curtir a família e os amigos; há tempo de falar e há tempo de silenciar...

Concluo que, ao organizar o tempo, priorizamos e fazemos escolhas; se fazemos escolhas conscientes, estamos presentes naquilo que escolhemos e, portanto, damos atenção àquilo. Assim, estamos valorizando o momento, que significa valorizar o tempo, que é, em si, valorizar a vida.

Nessa valorização da vida que se constitui de relações, a valorização da forma como nos comunicamos é essencial. Se estamos inteiramente presentes com o outro porque escolhemos estar ali, conseqüentemente estamos disponíveis para olhar no olho, ouvir, silenciar, trocar... Como não temos tempo? É hora de tomar consciência das nossas atitudes. Um pouco de reflexão pode transformar a condução das nossas vidas.

Não precisamos ser os melhores intelectuais, os melhores profissionais; se buscarmos ser pessoas melhores, tudo será conseqüência. É tão simples... São nos pequenos gestos diários. Se ao acordar e falar "bom dia" a alguém estivermos presentes, atentos e envolvidos naquele instante, estaremos olhando no olho, estaremos realmente desejando um bom dia para o outro e, certamente, o outro perceberá e se sentirá valorizado; estaremos cuidando de uma relação, estaremos cuidando da vida e, mais uma vez, colocando o verbo amar em prática. E quanto tempo este gesto vai levar? Será que não temos tempo? Só se não tivermos mais vida!

UMA HISTÓRIA DE AMOR

Segue uma história de amor que ilustra a utilização do tempo nas relações e no cuidado...

Como enfermeira me orgulho muito da definição de cuidado como a prática do amor, afinal o cuidado é a base do ser enfermeira, me sinto realizada em exercitar esse amor no meu cotidiano.

Construímos diariamente a nossa história de vida, que é baseada em pequenas grandes histórias do dia-a-dia. Como parte da minha vida se dá em um ambiente hospitalar, especificamente em unidade de terapia intensiva, conseqüentemente tenho muitas histórias relacionadas a vivências de saúde e doença, vida e morte, e todos os assuntos relacionados a esse contexto específico.

Em um hospital, com exceção da sala de parto e da maternidade, que, em geral, são ambientes onde as pessoas vivenciam momentos de felicidade, temos o encontro com o sofrimento, com a perda, com o medo... Descobrir a beleza presente em um ambiente repleto de dor certamente é um presente divino.

Certa vez um jovem, de 20 anos, cheio de vida e muito comunicativo, sofreu um assalto que resultou em ferimentos múltiplos por arma de fogo. Ele precisou ser submetido a uma grande cirurgia e teve sua recuperação na unidade em que trabalho. Não acredito no acaso, sei que para tudo existe uma razão, e tenho certeza do privilégio que tive de conhecer esse rapaz e sua família.

Durante muitos dias acompanhei a sua evolução; ora estava melhor, ora piorava, necessitando de novas abordagens cirúrgicas. Nos momentos em que ele encontrava-se consciente, víamos sua vontade de viver, os planos que fazia, a convivência alegre com sua família nos momentos de visita (naquela unidade de internação os horários de visita, infelizmente, eram restritos), seus pais sempre lhe dando muita força, sempre com pensamentos e palavras otimistas, encorajando seu filho a lutar pela vida.

O rapaz teve um episódio de bacteremia que tem como sinais aumento súbito da temperatura, aumento da freqüência cardíaca e tremores generalizados e incontroláveis; ele teve muito medo, li em seus olhos, pude então explicar o que estava acontecendo, ele foi medicado e eu disse que esse desconforto passaria em alguns minutos. Durante esse tempo fiquei segurando-lhe a mão e ele foi melhorando. A todo instante ele nos perguntava (à equipe médica e de Enfermagem) se ficaria bom, e nós dizíamos que estávamos fazendo tudo o que era possível e torcendo muito pela sua recuperação. A sua vontade de viver encantava a todos.

Passei um final de semana sem ir ao hospital, pois eram meus dias de folga, e quando retornei encontrei aquele querido rapaz sob sedação, portanto inconsciente, e em uma situação muito grave, com risco de morte. Como era responsável pelo leito em que ele se encontrava, participei de todos os procedimentos em busca de sua recuperação.

Chegou o horário de visita e seu pai, muito bravo, me pediu uma autorização para que mais pessoas pudessem entrar para vê-lo. Estava muito bravo com o tratamento grosseiro que recebera de uma funcionária. Tentei acalmá-lo e entreguei-lhe a autorização e, a partir desse dia, ele tornou-se muito grato e acolhedor, sempre me perguntando sobre o estado de seu filho, mesmo após conversar com a equipe médica. Criou-se uma relação de confiança. Fiquei muito admirada com a forma como aquele pai cuidava de seu filho inconsciente, cheio de tubos e fios, com o corpo e a face descaracterizados devido ao edema (inchaço) decorrente de toda alteração metabólica. Ele conversava com seu filho e dizia que sabia que ele o estava escutando, trazia notícias de seus irmãos, orava ao seu lado, junto com ele; renovava a esperança da vida e dizia coisas que aconteceriam quando ele saísse do hospital. Sua mãe era mais contida, tinha um choro interno, havia uma tristeza profunda em seus olhos.

Um dia, por volta das três da tarde o rapaz teve uma parada cardiorrespiratória, estava com um grave distúrbio de coagulação e sangrava muito, os procedimentos de reanimação cardiopulmonar de nada adiantaram, e ele faleceu.

Fiquei muito sentida, pensava em sua família... o horário de visita seria às quatro horas. Avisei o serviço social, como é de costume, pois são estes profissionais que comunicam à família o falecimento do paciente. Em seguida, eles me ligaram dizendo que os pais do rapaz queriam ver o corpo. Assim aconteceu. Quando eles chegaram à unidade, nos abraçamos; eu e o médico conversamos com eles, que estavam em estado de choque. Seu pai me disse: "Se Jesus ressuscitou Lázaro, porque não há de ressuscitar meu filho!". Eles eram pessoas de muita fé. Temi que quando vissem o corpo de seu filho imóvel, sem possibilidade de ressuscitação, pudesse acontecer algo traumático. Fui junto, levei-os até o corpo daquele querido rapaz. Foi um momento único, quanta emoção!

Aquele pai, um senhor negro, alto e forte, muito bonito, diante do corpo de seu filho tão amado... E naquele momento de aparente dor pude vivenciar um grande ato de amor. O pai pediu para darmos as mãos. Estavam lá ele, a esposa e dois familiares. Eles me deram a mão e me emocionei de fazer parte daquele momento de imensa emoção. Jamais esquecerei da grandeza daquele pai que tanto se orgulhava de seu filho — as lágrimas caíam pela sua face e de sua boca saiam lindas palavras, entre elas as seguintes: "Pai, hoje tu me levas um filho, mas sei que recebes um anjo! Dai forças a mim, a minha esposa e aos meus filhos que estão em casa para que saibamos aceitar. Obrigado, Senhor, por este grande filho, obrigado!". Fizemos uma oração e então o pai e a mãe do querido rapaz beijaram sua face e se despediram de forma indescritivelmente digna e cheia de amor.

Essa foi apenas uma das muitas lindas histórias que acontecem no dia-a-dia de cada pessoa... Que bom que muitas outras pessoas têm suas lindas histórias de amor guardadas no coração. Para quem não tem consciência desses momentos de amor, uma dica: coloque atenção em cada instante da vida.

O que fica dessa linda história de amor? Fica a riqueza dos momentos, a valorização dos instantes, mesmo os mais inusitados. Fica a importância do estar presente, olhar no olho, pegar na mão, estar junto, colocar atenção no que se está fazendo. Fica a importância do tempo investido nas relações humanas, sejam elas quais forem, e fica a importância do tempo investido no cuidado, colocando em prática a todo instante o verbo amar, fazendo assim da nossa vida uma grande história de amor!

"Ainda que eu falasse as línguas dos homens e dos anjos,
se não tiver amor sou como o bronze que soa,
ou como um sino que retine!"

1Coríntios 13,1

REFERÊNCIAS

1. *Nova enciclopédia brasileira de consultas e pesquisas.* Novo Brasil Editora Brasileira Ltda., 1989.
2. LUZ, D. C. *Insight.* São Paulo, Dvs Editora, 2001.
3. RUESCH, J. *Distuberd communication.* New York, Norton, 1987.
4. WATZLAWICK, P., BEAVIN, J. H., JACKSON, D. D. *Pragmática da comunicação humana.* São Paulo, Cultrix, 1967.
5. SILVA, M. J. P. *Comunicação tem remédio — a comunicação nas relações interpessoais em saúde.* São Paulo, Gente, 1996.
6. SILVA, M. J. P. Percebendo o ser humano além da doença — o não-verbal detectado pelo enfermeiro. *Nursing* 41 (4): 14-20, 2001.

7. GAIARSA, J. A. Aula apresentada à disciplina de Pós-graduação: A Comunicação na Saúde do Adulto I — a interação das linguagens verbal e não-verbal nas relações interpessoais, em 20 de abril de 2004, Escola de Enfermagem — Universidade de São Paulo.
8. OLIVEIRA, R. D. *Reengenharia do tempo*. Rio de Janeiro, Rocco, 2003.

Aprendendo com o tempo do idoso

Márcia Regina Silvério Santana Barbosa Mandes

Bodachne[1] define envelhecimento como "um processo dinâmico, progressivo e inevitável, onde ocorrem modificações morfológicas, fisiológicas, bioquímicas e psicológicas decorrentes da ação do tempo". É considerado a última etapa da vida, própria de todos os seres vivos, e que vai se agravando com o tempo, quando todos os aparelhos e sistemas do corpo reduzem seu ritmo de funcionamento. Fazendo coro a tantas e implacáveis mudanças, ainda pode medrar a depressão, em suas muitas nuanças — uma realidade singular que faz sombra aos mínimos sentimentos, mas nem por isso menos significativos —, tão presente na vida dos idosos.

A comunicação é considerada um fator indispensável para a promoção da qualidade de vida e o retardamento de possíveis disfunções fisiológicas para o idoso. Numa interação apropriada com o meio, uma comunicação bem-sucedida faz com que os idosos não percam suas expectativas, garantindo-lhes bem-estar geral.

Nessa área, a comunicação tem como objetivo conscientizar a população de idosos de que a redução das funções fisiológicas e psicológicas — obviamente mediante cuidados específicos e direcionados — não os expõe a riscos e de que podem, portanto, usufruir de melhor qualidade de vida. Também busca estimular a leitura e atividades que exercitem o cérebro, que contribuem para a prevenção de demências e, principalmente, evitam o mal de Alzheimer. Esses elementos envolvem cuidado, que, segundo Boff[2], é tido como suporte real da criatividade, da liberdade e da inteligência. O processo de transmissão da atenção de alguém para o idoso deveria construir-se por meio desse cuidado.

Como docente na Universidade Oeste do Paraná, em Cascavel, da disciplina de Assistência I (Assistência ao Idoso), que compreendia aulas práticas supervisionadas com atividades interativas envolvendo grupos de terceira idade — essa disciplina foi desmembrada na reestruturação do novo currículo de Enfermagem, ficando, lamentavelmente, fragmentada em diferentes disciplinas —, participei de vários encontros de acadêmicos com a população de idosos nos locais dos estágios. Observávamos suas reações diante das informações levadas até eles, ouvíamos seus comentários, suas queixas, suas dúvidas, seus temores. Logo, todos os provedores de cuidados encontravam-se envolvidos na assistência e no atendimento ao cliente, conforme referido por Iyer e Bernocchi-Losey[3].

Era mais que esperado que a população de idosos com que tive contato nesses encontros apresentasse níveis variados de saúde. Isso talvez explique um sentimento de preocupação deles em relação a doenças e como elas avançam na terceira idade. Em muitos casos, falar sobre isso entre eles equivalia a manter uma atualização de boletim médico, quando pequenos sinais de melhora eram comemorados, da mesma forma que os de piora os abatiam.

> *A ocupação principal de Ivan Ilitch, desde que fora ao médico, passou a ser a execução exata das suas prescrições quanto à higiene e à ingestão de remédios, acompanhada da observação da sua dor e de todas as funções do seu organismo. As doenças e a saúde humanas tornaram-se os principais interesses de Ivan Ilitch. Quando se falava na sua presença de gente enferma, falecida ou que se restabelecera, sobretudo no caso de doenças semelhantes à sua, ele procurava esconder a emoção, prestava atenção à conversa, interrogava os demais e comparava aqueles casos com o seu*[1].

Existem determinadas tendências no mundo a que se pode ou não aderir; talvez não se queira segui-las — como a ditadura da magreza; ou almejar uma cirurgia plástica estética radical; ou a busca obsessiva para tentar dobrar o salário e diminuir o número de filhos... Mas a tendência do envelhecimento da população nos grandes centros urbanos é inexorável. Envelhecer

---

1. L. TOLSTOI, *A morte de Ivan Ilitch*. Rio de Janeiro: Ediouro, 1997, 57.

pode ser uma experiência solitária ou compartilhada, mas é sempre única, pessoal. De alguma maneira, as informações circulantes sobre essa fase da vida estão nas personagens e tramas das telenovelas, nas matérias específicas das revistas semanais, nos programas de televisão que abordam os desdobramentos desse assunto, na mídia em geral, que tenta sensibilizar para a conquista da melhoria da qualidade de vida nesta fase, talvez a mais longa de todas que um ser humano viva. Algo como fazê-los crer que pode ser melhor, mais saudável, mais "humanizada". Não há como os idosos não serem influenciados por tanta informação, não há como ficar refratário.

Por isso, nos espaços criados para os idosos nas cidades, ou nos encontros para eles promovidos — geralmente idealizados por organizações ligadas a políticas públicas de saúde, ou por instituições sociais e religiosas — está sempre presente a motivação para que verbalizem seus problemas e dúvidas. Esses eventos, que se pretendem reflexivos, questionadores, buscam afastá-los da esfera de rotina criada ao seu redor nos espaços a eles reservados (principalmente o doméstico), a qual pode limitá-los ao crochê, ao tricô, ao artesanato, à TV, tornando-os sedentários.

Nos contatos que tive com os idosos, no âmbito da experiência profissional, pude avaliar a quantidade de informações que podemos repassar-lhes, importantes para alterar atitudes e introduzir outras diante dessa fase. Também buscávamos nos comunicar com eles, levando-lhes informações confiáveis, cientificamente referenciadas, objetivando estabelecer adesão às propostas apresentadas, para que não se sentissem manipulados em alguma fragilidade emocional. Nem a docente nem os acadêmicos estagiários haviam passado pela etapa que viviam aqueles idosos. Mas cabia a nós, naqueles momentos, a responsabilidade, o comprometimento e a qualidade da informação.

Assim, tentávamos esclarecer sobre os principais problemas de saúde no processo de envelhecimento, de maneira clara e compreensível, estimular-lhes a comunicação verbal para que pudessem exercer condignamente sua cidadania, alertá-los sobre a redução de funções fisiológicas e as melhores formas de adaptação a essa nova realidade, e, junto aos alunos, evidenciar a importância do saber ouvir, para que pudessem se comunicar com mais adequação.

> *Ivan Ilitch saiu devagar, sentou-se merencório no trenó e foi para casa. No decorrer de todo o percurso, ele reexaminava tudo o que dissera o médico, esforçando-se por traduzir para uma linguagem simples todos aqueles termos científicos confusos e ler neles uma resposta ao seguinte: "Estou muito*

mal ou, por enquanto, não é grave?" Tinha a impressão de que o sentido das palavras do médico era de que estava muito doente. Nas ruas, tudo lhe pareceu triste. [...] E essa dor, uma dor surda, abafada, que não cessava um segundo sequer, parecia receber, em conseqüência das palavras imprecisas do médico, um significado novo, mais sério².*

O TEMPO DE ENVELHECER E O TEMPO DE VALORIZAR A COMUNICAÇÃO

Concluí que o maior ganho em todas aquelas ocasiões de interação com os idosos era a percepção da necessidade de ouvir o outro e de responder a ele, respeitando o relógio biológico de cada um, para que fosse estabelecida a comunicação de forma compreensível e eficaz, amenizando angústias e isolamentos ao se permitir essa interação. Muitos perdiam suas reservas diante do incentivo a que se comunicassem. Um mundo novo podia se abrir ali.

Para Silva[4], existem diversos tipos de comunicação. Nas relações interpessoais, a comunicação não-verbal chama para si algumas funções significativas: a complementação da comunicação verbal, a substituição da comunicação verbal, a contradição da comunicação verbal e a demonstração de sentimentos. Entre os idosos, a comunicação não-verbal está muito presente, em razão do comprometimento do seu estado fisiológico gerado pelas patologias crônico-degenerativas.

Durante o tempo dedicado à execução do projeto, não se levantaram obstáculos significativos, uma vez que o grupo envolvido demonstrou responsabilidade, compromisso e organização na distribuição e na execução dos passos. Para tanto, o tempo foi grande aliado, elemento necessário e fundamental para o planejamento das atividades previstas. Chaves[5] ensina que para administrar o tempo não é necessário vincular-se ao relógio: trata-se da definição de prioridades e, entre elas, de selecionar o essencial; se tudo for importante, deve-se organizar por partes.

Para alguém se reconhecer como existindo, é necessário que o outro reconheça sua existência. Talvez fosse isso que fizéssemos naqueles encontros... Um reconhecendo a existência do outro, percebendo o outro. De quanto tempo se necessita para que isso ocorra? Depende do que é essencial.

Nem sempre com planejamento técnico, mas ao sabor das conversas, das risadas, dos olhares, criaram-se momentos importantes, desde que se iniciou o aprendizado sobre o saber ouvir e falar em tempos sincroniza-

---

2. Ibid., p. 55.

dos, sem perder o que se disse e o que foi dito. Foi um verdadeiro exercício de atenção centrado no grupo e na população-alvo, sem se ter a consciência de que era tão importante assim. Ocorreu, então, o que Alberto Caeiro[3] definiu com naturalidade:

> Não é bastante ter ouvidos para se ouvir o que é dito. É preciso que também haja silêncio dentro da alma.

A partir daí, percebeu-se que, do contexto em questão, faziam parte fatores diferenciados e ao mesmo tempo intimamente ligados, como os de uma orquestra, em que se organizavam ora harmonicamente, ora tumultuados; como se a docente fosse o maestro, os alunos fossem os músicos e os idosos fossem os instrumentos que, em sintonia, alcançaram seus objetivos — respeitando-se o limite e a capacidade de cada um. Ratifica a fala de Jovelino, na crônica "Escutatória"[4]

> É preciso silêncio de dentro. Ausência de pensamentos. E aí, quando se faz o silêncio dentro, a gente começa a ouvir coisas que não ouvia. [...] Eu comecei a ouvir.

"A comunicação é como um processo de compreender, compartilhar, e o modo como se dá seu intercâmbio exerce influência no comportamento das pessoas nele envolvidas a curto, médio ou longo prazo", observa Stefanelli[(6)]. As pessoas podem aprender a comunicar-se melhor para conseguir fazer amigos, para manter a afetividade e a intimidade de um relacionamento amoroso, para fazer bons negócios e para tornar-se mais atraentes e interessantes.

A fim de que seja efetivo o intercâmbio de mensagens, é necessário que as palavras usadas tenham significação comum. As atividades desenvolvidas naqueles estágios com os acadêmicos deram-se no limite das necessidades daqueles idosos, da sua compreensão, das suas expectativas, e apontavam elementos essenciais na promoção da sua saúde, buscando mantê-los participativos e inseridos no contexto social, a ponto de outros grupos de idosos manifestarem interesse na continuidade das atividades realizadas naqueles espaços, durante aquele tempo.

---

3. Um dos heterônimos de Fernando Pessoa, poeta português (1888-1935), citado na crônica "Escutatória", de Rubem Alves, no livro *O amor que acende a lua*, op. cit.

4. "Escutatória", texto comentado na aula da disciplina Comunicação na Saúde do Adulto I. Disponível em <http://www.rubemalves.com.br/escutatorio.htm> Acesso em maio de 2004.

O ganho técnico propiciado aos alunos veio vinculado a uma forte experiência humana para todos os envolvidos: o melhor entendimento do idoso a respeito dos cuidados, da promoção e da manutenção da saúde, da comunicação, do tempo necessário para ouvi-lo. Foi um tempo de trabalho (conhecimento técnico) transformado em um tempo de realização (percepção e importância do outro).

O tempo, aliás, ganhou conotação de urgência, de ser bem aproveitado, de ser vivido e compartilhado com os outros. Aqueles idosos estavam lá, e fazia tempo, talvez à espera do olhar desinteressado em pesquisas e resultados, para que se fizesse um brinde à vida com aqueles que sabem que chegou sua vez de aprender a arte de envelhecer. E a minha, naquela ocasião, de aprender com os que já não se enganam quanto ao pêndulo do relógio, que só vai, nunca volta.

"Um dia ele chegou tão diferente do seu jeito de sempre chegar
Olhou-a de um jeito muito mais quente
do que sempre costumava olhar
E não maldisse a vida tanto quanto era seu jeito de sempre falar
E nem deixou-a só num canto, pra seu grande
espanto convidou-a pra rodar..."

Chico Buarque, Vinícius de Moraes

REFERÊNCIAS

1. BODACHNE, L. *Princípios básicos de geriatria e gerontologia.* Curitiba, Champagnat, 1995.
2. BOFF, L. *Saber cuidar — ética do humano — compaixão pela terra.* Petrópolis, Vozes, 1999.
3. IYER, T., BERNOCCHI-LOSEY, D. *Processo diagnóstico de Enfermagem.* Porto Alegre, Artes Médicas, 1993.
4. SILVA, M. J. P. da. *O amor é o caminho — maneiras de cuidar.* São Paulo, Gente, 2000.
5. CHAVES, E. *Administrar o tempo é planejar a vida.* Resumo do livreto do autor de 1992.
6. STEFANELLI, M. C. *Comunicação com paciente: teoria e ensino.* 2ª ed. São Paulo, Robe Editorial, 1993.

Comunicação e tempo na Enfermagem em estomaterapia

Maria Angela Boccara de Paula

INTRODUÇÃO

No mundo atual, a questão tempo é assunto de grandes discussões. O acúmulo de atividades, o acesso às informações e a sua globalização, somados às cobranças diárias individuais e sociais, fazem-nos ter a sensação de que "nunca" seremos capazes de realizar tudo o que teríamos ou gostaríamos de ter realizado. Essa situação do cotidiano atual é também uma constante na prática da Enfermagem. Entre as atividades diárias da profissão, o tempo e a comunicação são elementos fundamentais para o seu sucesso.

Inúmeras são as atividades desenvolvidas pelo enfermeiro na área assistencial, administrativa, de educação e pesquisa, que de modo geral acontecem concomitantemente e, conseqüentemente, produzem, por vezes, no profissional a sensação ou até a certeza de que o tempo é pouco para a sua realização, produzindo um desconforto que parece ser comum entre os elementos da equipe de Enfermagem e de saúde.

Aliado à questão tempo, outro aspecto a ser considerado, quando pensamos no sucesso da prática profissional, é a comunicação. O enfermeiro, elemento nuclear da equipe de saúde, profissional presente em todas as etapas do ciclo vital humano, encontra no processo de comunicação instrumento fundamental de seu trabalho, indispensável na assistência, assim como nas demais áreas de abrangência da profissão[1, 2].

A comunicação é definida por Bordenave[3] como uma necessidade básica do ser humano, do homem social. Ele afirma que ela "confunde-se com a própria vida", caracterizando-se pelo processo contínuo e progressivo de compartilhar e compreender mensagens, que, associado à forma como se dá o intercâmbio de informações, influencia o comportamento das pessoas a curto, médio e longo prazo[1]. Permite que experiências, idéias e sentimentos sejam compartilhados, os quais, mutuamente, transformam a realidade, tornando nítido o conceito de processo, uma vez que as experiências dos elementos envolvidos neste tornam-se interdependentes na proporção em que participam da interação[4].

Tomando como base essas considerações acerca do tempo e da comunicação, é possível compreender a importância de ambos para a prática da Enfermagem, uma vez que o *cuidar* é o objetivo central da profissão. E para que o cuidado aconteça de maneira efetiva e eficiente é necessário que exista interação entre os elementos envolvidos, sejam eles profissionais, pessoas, famílias ou a comunidade. Essa interação é considerada por Berlo[4] "o ideal da comunicação, a meta da comunicação humana", e o tempo é um dos elementos-chave para que essa interação se efetive.

ASSISTINDO O OSTOMIZADO

A Estomaterapia, especialidade da Enfermagem que abrange o cuidado do cliente ostomizado, incontinente e portador de feridas, é uma das muitas áreas da profissão em que os fatores tempo e comunicação são essenciais para que a interação se concretize. O estabelecimento desse vínculo é fator facilitador da assistência específica e especializada, que deve ser individual e planejada, de acordo com as necessidades e características identificadas na pessoa, na família e na comunidade.

A confecção de um estoma, temporário ou definitivo, pode produzir no ostomizado inúmeros sentimentos e sensações desconfortáveis, tais como: sentir-se sujo, malcheiroso, inadequado para algumas situações, indesejado, entre outros. Tais sentimentos e sensações acabam por produzir alterações significativas na vida cotidiana dessas pessoas, de ordem social, familiar, laborativa, sexual, além de questões importantes relacionadas com a auto-imagem e a auto-estima[5].

As respostas advindas dessa nova situação guardam relação com as condições pessoais e internas de cada um, assim como com as variações externas, relativas ao "suporte familiar, financeiro e assistencial recebido em todas as fases do tratamento"[6].

Assistir o cliente ostomizado é tarefa complexa e, além de envolver inúmeras facetas, constitui importante desafio para o enfermeiro, especialista ou não, uma vez que as respostas são sempre individuais e singulares de cada indivíduo. Assim, o processo de comunicação e o tempo são elementos de grande relevância em relação à qualidade da assistência a ser prestada ao ostomizado, sempre que possível, desde a fase pré-operatória, quando a confecção de um estoma é planejada, até o pós-operatório tardio, período em que se encontra em processo de adaptação e aceitação da nova condição de vida.

A meta principal a ser atingida é o autocuidado. E estimular, orientar e ensinar o autocuidado necessitam dos elementos comunicação e tempo para que, aliados ao aspecto do conhecimento técnico, se possibilite ao ostomizado um processo de reabilitação que permita seu retorno às atividades da vida diária, se não igual, o mais próximo possível do que possuía antes da ostomia[5]. Isso inclui o esforço de vários profissionais, visando o desenvolvimento de potencialidades mentais, físicas, sociais e vocacionais do indivíduo ostomizado para manutenção das capacidades individuais de viver feliz e produtivamente[7].

O cuidado especializado, realizado pelo enfermeiro estomaterapeuta, ganha destaque especial quando implementado com real envolvimento do profissional e realizado com capacitação técnica e científica, associado ao respeito às emoções, às relações sociais, à integralidade e à essencialidade da pessoa ostomizada, buscando captar e compreender todas as suas manifestações.

O NÃO-VERBAL DO CUIDADO

Ao se considerar que as pessoas não são iguais e que possuem formas diferentes de entendimento, em função de aspectos relacionados com o ambiente social, familiar, de trabalho, cultural, científico, espiritual, se está abrindo caminhos para que a comunicação possa ser bem utilizada e direcionada pelos profissionais e, assim, poder ser efetivada com mais qualidade na prática profissional, considerando as singularidades de quem dá e recebe assistência.

A compreensão da diversidade entre as pessoas é tão importante — ou, por que não dizer, algumas vezes até mais importante — quanto o conhecimento técnico, pois a forma como a interação profissional–cliente ocorre determina o resultado do processo, que é o que dá significado à comunicação[3,4]. Um estoma intestinal, por exemplo, pode significar para determinado indivíduo a possibilidade de vida e, para outro, o fim das possibilidades da sua vida. As representações acerca da ostomia intestinal possuem significados totalmente diversos para essas pessoas, daí a importância da forma como acontece a interação profissional–cliente, desde a fase diagnóstica até a fase pós-operatória tardia.

De acordo com Littlejohn[8], uma das teorias experienciais de significado em sua abordagem sobre a fenomenologia é que "o significado de qualquer coisa encontra-se em sua importância pessoal para a experiência do indivíduo". Assim, de acordo com a experiência pessoal com o estoma, este poderá assumir diferentes significados. Destaca-se que a maneira como cada um lida com a nova situação contribui para a produção de novas representações e novos significados acerca do estoma, ou reforça conceitos previamente incorporados, que podem vir ou não a contribuir para a adaptação à condição de ostomizado.

A relação de confiança entre cliente e profissional precisa ser estabelecida para que bons resultados sejam produzidos. A clareza, a objetividade e a segurança na passagem das informações contribuem para este fim, porém o interesse por emoções, medos, angústias e necessidades do cliente e da família é extremamente importante para que a relação de empatia e a comunicação efetivamente aconteçam e os significados possam ser elaborados e reelaborados.

A linguagem é o principal veículo da comunicação. Esta é considerada a própria experiência, uma vez que confere significados aos objetos dela. À medida que determinados símbolos assumem certos significados, de acordo com os aspectos culturais, sociais, intelectuais, entre outros, para cada indivíduo inserido na sociedade, estes representam um conceito, que possui valores e atributos específicos para a sociedade e o indivíduo, já que o significado é considerado um conceito multidimensional[8].

Assim, um estoma pode assumir diferentes conotações e significados de acordo com a relevância atribuída àquele conceito. O papel da equipe de saúde, na abordagem deste cliente, não deve, em hipótese alguma, perder de foco esses aspectos, pois eles são de grande importância para que as mensagens emitidas possam ser captadas e (re)elaboradas de acordo com o processo de comunicação e interação estabelecido entre as partes.

A comunicação interpessoal caracteriza-se pelo conjunto de movimentos integrados que calibra, regula, mantém e, por isso, torna possível a relação entre os homens[9]. De acordo com Mendes[10], na comunicação existe o envolvimento do comportamento recíproco entre as pessoas que estão se relacionando, mostrando que não há fluxo de comportamento numa só direção, e sim em diversas direções, o que corrobora a idéia de multidimensionalidade envolvida no processo de comunicação, significação e (re)significação do conhecimento.

Os sinais não-verbais quase sempre mostram como as pessoas se sentem com relação às mensagens verbais que enviam e recebem de outros. O rubor facial é um exemplo clássico. O comportamento não-verbal, por ser quase impossível de ser controlado, tende a ser mais acreditado do que as próprias palavras, principalmente quando existe discordância entre ambos[11].

Conhecendo esses aspectos e conceitos, o enfermeiro que assiste ao ostomizado necessita desenvolver habilidades específicas no processo de ouvir e apreender as mensagens, uma vez que tanto a comunicação verbal como a não-verbal são consideradas habilidades que podem ser aperfeiçoadas com a prática e com um bom treinamento[11].

Entre as várias estratégias para o aperfeiçoamento dessas habilidades, algumas são fundamentais para que a comunicação atinja seu objetivo:

Postura

A postura adotada pelo enfermeiro pode sugerir situação de aproximação ou distanciamento. A maneira pela qual este posiciona seu corpo revela até onde está acessível ao contato e, também, o grau de interesse pelo outro, ou seja, é um canal valioso de transporte de informações verbais e não-verbais.

Esse aspecto é de fundamental importância na assistência ao ostomizado, pois, como citado anteriormente, o estoma pode produzir inúmeras significações e representações individuais e coletivas, que podem propiciar o isolamento da pessoa, e uma postura de aceitação e acolhimento por parte do profissional é de extrema relevância, especialmente nos primeiros contatos com o cliente, para que ele se sinta único, com sua individualidade e seus sentimentos valorizados. Olhar o cliente de frente e inclinar-se em sua direção são sinais de interesse pelo outro e, sempre que possível, manter a cabeça no mesmo nível do cliente é importante para o estabelecimento de interação entre as partes.

É importante observar os elementos gestuais e posturais manifestados pelo ostomizado durante a comunicação, pois podem sugerir sentimentos de submissão, medo, receio em relação ao profissional, elementos que podem ser detectados quando o ostomizado demonstra tensão, olhar de vigília, gestos e movimentos corporais contidos, dificuldade de aproximar-se ou permitir a aproximação e, mesmo, quando evita tocar ou ser tocado[12].

Esses sinais são de grande relevância para balizar o cuidado a ser prestado, assim como a maneira de realizar as orientações específicas para o autocuidado.

Contato visual

O contato visual é elemento facilitador para o enfermeiro demonstrar seu interesse pelo cliente. Quando se evita o contato visual, pode-se estar perdendo uma oportunidade preciosa de avaliar os efeitos de suas mensagens nas outras pessoas[11].

O olhar é um sinal importantíssimo de respeito e atenção. Mais de 90% do que chega ao cérebro é visual. Os olhos "percebem muito mais do que as palavras jamais conseguirão dizer"[13]. O olhar é um dos sinais de rosto que retrata emoções e, entre outras funções, regula o fluxo da conversação[14].

Para o sucesso do trabalho do enfermeiro estomaterapeuta, perceber esses sinais é fundamental, sendo necessário estar certo de que as informações foram compreendidas pelo ostomizado e que, conseqüentemente, contribuem para o seu autocuidado. O contato visual é também uma forma de demonstrar interesse pelo cliente e seus questionamentos, dúvidas, sinais e sintomas.

O olhar nos olhos facilita o desenvolvimento de uma relação de confiança, demonstra que o enfermeiro, naquele momento, está mais interessado no cliente do que em qualquer outra coisa. Gaiarsa[13] afirma que "ninguém é insensível ao olhar do outro — ou dos outros", portanto o olhar tem potencial de transformar, pois demonstra atenção, e sem atenção não há desenvolvimento. Assim, o olhar é elemento determinante no momento de interação entre profissional e cliente.

Meneio positivo de cabeça

O meneio positivo de cabeça, ato de balançar a cabeça, afirmativamente, uma única vez, significa que você concorda com o que o outro está dizendo; já o balanço ritmado e lento indica que se está compreendendo o que está sendo dito, e também demonstra interesse pelo assunto. Quando o ritmo é mais rápido, indica que você está de acordo com o que está ouvindo, mas também deseja falar[11].

O conhecimento da influência desse gesto no processo de comunicação pode ser mais um elemento a ser utilizado na interação entre profissional e cliente, com o intuito de torná-la eficaz no seu objetivo central de compreender as necessidades do outro para que, então, seja possível adequar as orientações de acordo com a individualidade de cada pessoa.

No atendimento ao ostomizado é muito importante demonstrar que existe o entendimento, por parte do enfermeiro, das dificuldades, dúvidas e ansiedades que a pessoa apresenta, e o meneio positivo de cabeça pode ser extremamente útil para tornar visível e compreensível ao ostomizado esse entendimento e, assim, propiciar mais elementos para que a interação enfermeiro–cliente se efetive.

Sorriso

O sorriso é, provavelmente, o jeito mais importante de demonstrar interesse e atrair a atenção dos outros[11].

Durante o processo de interação profissional–cliente, é muito importante que o sorriso esteja presente em diferentes momentos. O sorriso envia mensagens positivas de interesse pelo outro, pela situação, favorece a comunicação, pois transmite a mensagem ao cliente de que, naquela situação, ele está sendo aceito, e pode se sentir à vontade, propiciando a colocação de situações, problemas ou dúvidas específicos de cada cliente. Caracteriza uma importante estratégia para transmitir calor humano, tão necessário em todas as etapas do processo de cuidar, e adquire extrema significância no cuidado do ostomizado, que enfrenta diversos conflitos especialmente relacionados com sua auto-imagem, sua auto-estima e sua auto-aceitação na nova etapa de vida.

Voz

A voz é considerada outra forma de comunicação verbal, ou seja, paralinguagem, mensagem oral não-verbal. Por meio da voz é possível se comunicar através da entonação, da altura (agudos e graves), da velocidade, do volume, do número, da duração das pausas e da disfluência (uso de "uh", "um", "eh", entre outros sons, gagueira). Esses fatores contribuem de maneira significativa para contradizer ou reforçar aquilo que se fala[15].

Durante a prática de suas atividades junto ao ostomizado, o profissional precisa manter-se atento a esses aspectos para que tenha credibilidade e aceitação do cliente e consiga atingir sua meta na assistência especializada, o autocuidado. Estudos mostram que ouvintes prestam mais atenção às mensagens vocais do que às palavras faladas quando se pede que seja determinada a atitude de um orador[15]. Esse fator é de fundamental relevância, especialmente quando se deseja conseguir a confiança do cliente nas orientações realizadas e nos cuidados de Enfermagem prestados.

Além desse aspecto, o profissional também precisa estar atento ao tom de voz do cliente, pois as mudanças vocais podem contradizer as palavras faladas facilmente. Por exemplo, uma pessoa extremamente triste provavelmente produzirá um padrão vocal baixo e lento, ao contrário da pessoa que tenta dissimular o medo ou a raiva, que terá um padrão vocal alto, geralmente estridente e numa velocidade maior que a normal[15].

Perceber estas facetas na interação profissional–cliente é tão importante quanto o cuidado e as orientações a ser fornecidas ao ostomizado, pois se ele estiver com medo e ansioso provavelmente terá inúmeras dificuldades em compreender o que está sendo dito ou manifestar claramente seus sentimentos e inquietações. Assim, é de extrema importância que o profissional busque o aprimoramento no campo da comunicação e das relações interpessoais para que a assistência ao ostomizado possa ser completa e eficiente.

Toque

O toque é uma forma silenciosa de demonstrar interesse pelo outro. Pode ser utilizado como um elemento de auxílio numa interação, para chamar a atenção, acentuar uma mensagem verbal ou facial, estabelecer o início e o fim de um encontro, como é o caso do aperto de mãos e do abraço[11, 12]. Por meio do toque podemos demonstrar sentimentos de empatia e segurança que, indiretamente, comunicam valor e importância ao indivíduo[1].

Durante o cuidado de Enfermagem ao cliente ostomizado, especialmente durante o ensino e/ou realização do procedimento da troca de bolsa da ostomia, o toque assume grande importância se considerarmos que o estoma, muitas vezes, significa aquilo que é sujo, malcheiroso e que não deve estar exposto, ou seja, aquilo que deve ficar esquecido, escondido do outro. O toque pode transmitir conforto, aceitação, especialmente para aqueles que se sentem sozinhos e/ou com medo[14].

É importante ressaltar que o enfermeiro deve respeitar as diferenças pessoais, assim como as diversas reações apresentadas pelo ostomizado ao tocar e ser tocado, sendo fundamental durante a prestação de cuidados a manutenção de uma distância na qual a pessoa não se sinta rejeitada nem constrangida, permitindo uma situação confortável para ambos. A distância íntima começa com o contato de pele e vai até cerca de 45 cm[15]. Geralmente, durante o cuidado de Enfermagem e o exame físico do ostomizado, o enfermeiro necessita "invadir" o espaço íntimo do cliente.

O profissional deve estar atento a qualquer sinal de defesa do cliente, tais como imobilidade, olhos no infinito e tensão muscular, sendo importante verbalizar a percepção desses sinais, dizer que sabe que está invadindo o espaço e a intimidade do cliente; porém, ele deve explicar a necessidade dessa conduta e pedir licença para tocar no paciente[14]. Ao permitir que o enfermeiro se aproxime de sua zona íntima, geralmente o ostomizado está manifestando um sinal de confiança no profissional.

Existem situações em que o toque pode significar mais do que qualquer palavra, sendo de extrema importância a percepção profissional em identificar tal necessidade, o que, com certeza, despertará confiança e credibilidade para ele, pois mostra interesse pelo outro e possibilita uma interação verdadeira, especialmente para o cliente ostomizado, que tem a imagem corporal transformada pela própria presença do estoma e do dispositivo coletor[16].

Barreiras

As barreiras são os elementos que atrapalham a interação profissional-cliente, como, por exemplo, a disposição de objetos e móveis no espaço de atendimento.

A utilização da mesa de trabalho do profissional durante a entrevista ou uma consulta de orientação, situação em que o enfermeiro senta-se de um lado e o cliente ostomizado de outro, pode representar uma forma explícita de que o profissional não deseja um contato mais próximo. Demonstra que existe uma relação de poder e diferença de papéis, assim como quando o enfermeiro permanece de pé, ao lado do leito, onde o cliente assume uma posição de passividade e maior exposição de seu corpo[14].

O enfermeiro deve estar atento às barreiras físicas (móveis, aparelhos, portas etc.) que são, quase que automaticamente, aceitas como normais, tanto para o cliente como para o profissional, e criar novas estratégias que permitam uma maior aproximação. O contato mais próximo, menos formal, ou seja, com respeito porém individualizado, tem o intuito de garantir a efetividade da interação profissional–cliente e, assim, contribuir para que ocorra a compreensão da importância das orientações fornecidas e, conseqüentemente, a participação efetiva no processo de reabilitação.

Fazer anotações durante a fala do cliente pode transmitir ao outro a mensagem de desinteresse por parte do profissional, pois ao se interromper o contato visual o elo de comunicação também pode ser alterado, prejudicando a quantidade e a qualidade das informações a ser transmitidas. Essa situação, sempre que possível, deve ser evitada, pois reproduz uma imagem de formalidade, propiciando o distanciamento do profissional, fato não desejável, especialmente quando o objetivo central a ser alcançado está centrado no autocuidado. O fator proximidade deve ser valorizado para que o cliente ostomizado sinta-se compreendido, facilitando, dessa forma, sua auto-aceitação à nova condição de vida.

O TEMPO DE ASSISTIR

O fator tempo mostra-se como um elemento de muita relevância para a assistência e assume extrema intensidade à medida que novas atividades, novos conhecimentos e campos de atuação surgem e, conseqüentemente, novas demandas são incorporadas à prática da Enfermagem.

Em estudo realizado sobre o significado de ser especialista em Estomaterapia, esse aspecto se fez presente sob a percepção de aumento de cobranças e responsabilidades apontadas pelos especialistas como aspectos negativos da Unidade Temática, relacionada aos aspectos profissionais[17].

Essa relação com o aspecto tempo é evidenciada à medida que o enfermeiro ganha novos conhecimentos e é solicitado a fazer mais — isto é, a fazer o que já fazia e também tudo aquilo de novo que aprendeu —, tanto por parte da instituição onde trabalha como também por sua própria cobrança, o que o faz sentir-se sobrecarregado e, portanto, com seu tempo livre cada vez menor.

Esses aspectos são muito importantes de ser abordados, pois nas relações interpessoais o fator tempo é muito relevante no estabelecimento de vínculo entre os elementos envolvidos, especialmente no cuidado ao cliente ostomizado, onde questões como vida e morte, incontinência, estigma e preconceito de expor odores e a própria bolsa muitas vezes estão presentes e podem surgir com muita intensidade, demandando maior atenção e cuidado por parte do profissional.

A observação do cliente e a obtenção das informações necessárias para o planejamento individualizado da assistência demandam tempo. Este precisa ser devidamente aproveitado, a fim de que o enfermeiro seja capaz de prestar os cuidados e transmitir adequadamente o que precisa ser expresso, o que, por vezes, pode ser o próprio silêncio, o estar ao lado de, a classificação das informações obtidas e a sua validação. Da mesma maneira, o processo de interação necessita ocorrer de forma semelhante por parte do cliente, para que existam mudanças de comportamento.

Dessa forma, mesmo que seja difícil conseguir tempo para o desempenho das inúmeras atividades vinculadas à profissão, faz-se necessário que o enfermeiro estomaterapeuta perceba a necessidade de administrar o tempo, distinguindo as atividades urgentes e importantes das que realiza por causa do hábito, da rotina, das imposições profissionais e sociais. Ganha-se tempo quando se deixa de fazer as atividades que não são urgentes nem importantes e se sabe priorizar aquelas que são urgentes e/ou importantes, ou seja, é necessário que sejam estabelecidas metas e criados planos de ação para que se possa administrar convenientemente o tempo e atingir o objetivo proposto, com o discernimento de mudar as estratégias quando se percebe o afastamento da direção a seguir[18], pois a forma como se lida com o tempo pode expressar mensagens tanto intencionais como não-intencionais[15].

A AJUDA DA FAMÍLIA

A família da pessoa ostomizada é aspecto que deve ser considerado de suma importância no planejamento do cuidado de Enfermagem, visto que é parte integrante das intervenções de saúde em todas as etapas da doença e dos contextos de assistência[19].

Na assistência ao ostomizado, o enfermeiro precisa perceber as peculiaridades de cada núcleo familiar, a fim de compreender sua dinâmica e sua organização, buscando elementos e subsídios necessários para que a comunicação se efetive e, assim, para que ele possa propiciar ao ostomizado condições de assumir seu autocuidado, sem gerar conflitos na família.

As diferentes características das famílias, as condições socioeconômicas, o papel que o ostomizado assume nesse núcleo, as suas dificuldades físicas, o ambiente e a capacidade de compreensão do cliente e da família das orientações fornecidas, devem ser sempre consideradas quando se elabora o plano de assistência, uma vez que tanto o cliente como a família possuem características próprias. Assim, é necessário adequar a forma de transmitir informações de acordo com estas, adaptando a linguagem ao contexto da família, utilizando elementos visuais, tais como desenhos, manequins preparados para esse tipo de abordagem, gráficos, entre outros, buscando sempre a utilização das estratégias de comunicação, para que seja possível o entendimento dos cuidados e principalmente a efetivação do real envolvimento entre profissional, cliente e família.

UM DIA EU ACHO A SAÍDA

A prática da estomaterapia, especialmente relacionada ao cuidado do ostomizado, é ampla e multifacetada, envolve inúmeros aspectos, e entre eles destacam-se a comunicação e o tempo.

Inúmeros aspectos da comunicação não-verbal precisam ser considerados quando se tem como meta prestar assistência de qualidade, que tenha significação para o ostomizado e a família e o ajude na superação de problemas referentes a essa questão tão complexa, que influencia os diversos aspectos da vida social, familiar, sexual, laborativa e afeta sua auto-imagem e sua auto-estima.

Aprender a priorizar, estabelecer metas e planejar o tempo e as atividades mostra-se uma necessidade emergente para a Enfermagem, de um modo geral, e, por que não dizer, para a sociedade. É necessário que o relacionamento entre os homens torne-se mais intenso, saindo da superficialidade, para que se torne significativo e reflita mudanças de paradigmas, de atitudes, de comportamentos e de idéias, conceitos e significados.

A Enfermagem caracteriza-se pelo cuidar do indivíduo, da família e da coletividade. É uma profissão com potencial de produzir transformação das realidades individuais e coletivas e, portanto, das representações que o homem tem do mundo e da sociedade em que vive, oportunidade única de colaborar para o bem-estar da sociedade.

É também fundamental a compreensão de que se está em constante transformação, influenciando e sendo influenciado, e, portanto, com potencial para tornar a prática profissional cada vez mais relevante e significativa no contexto das profissões da saúde, associando os saberes e valorizando o homem e suas interações com o mundo, que pode se tornar real por meio do cuidado.

"Um dia eu acho a saída

No outro eu fico no ar

Um dia na vida da gente

Um dia sem nada demais

Só sei que acordo e gosto da vida

Os dias não são nunca iguais"

Zizi Possi, Swami Jr.

REFERÊNCIAS

1. STEFANELLI, M. C. *Comunicação com paciente: teoria e ensino.* 2ª ed. São Paulo, Robe, 1993.
2. MOREIRA, M. F., NÓBREGA, M. M. L., SILVA, M. I. T. Comunicação escrita: contribuição para a elaboração de material educativo em saúde. *Rev. Bras. Enferm.* Mar./Abr. 56 (2): 184-8, 2003.
3. BORDENAVE, J. E. D. *O que é comunicação?* São Paulo, Brasiliense, 2003.
4. BERLO, D. K. *O processo da comunicação: introdução à teoria e à prática.* São Paulo, Martins Fontes, 1991.
5. BOCCARA DE PAULA, M. A. Atuação do estomaterapeuta no processo de reabilitação do ostomizado. *Rev. Bras. Enferm.* 49 (1): 17-22, 1996.
6. CESARETTI, I. U. R., SANTOS, V. L. C. G., FILIPPIN, M. J., LIMA, S. R. S. O cuidar de Enfermagem na trajetória do ostomizado: pré&trans-&pós-operatórios. In: SANTOS, V. L. C. G., CESARETTI, I. U. R. *Assistência em Estomaterapia: cuidando do ostomizado.* São Paulo, Atheneu, 2000, p. 113-132.
7. SANTOS, V. L. C. G., CESARETTI, I. U. R., RIBEIRO, A. M. Métodos de "controle" intestinal em ostomizados: Auto-irrigação e Sistema Oclusor. In: SANTOS, V. L. C. G., CESARETTI, I. U. R. *Assistência em Estomaterapia: cuidando do ostomizado.* São Paulo, Atheneu, 2000. p. 239-56.
8. LITTLEJOHN, S. W. *Fundamentos teóricos da comunicação humana.* Rio de Janeiro, Guanabara, 1998.
9. SILVA, M. J. P. Percebendo o ser humano além da doença — o não verbal detectado pelo enfermeiro. *Nursing* 41(4): 14-20, 2001.
10. MENDES, I. A. C. *Enfoque humanístico à comunicação em Enfermagem.* São Paulo, Sarvier, 1994.
11. MALDONADO, M. H., GARNER, A. *A arte da conversa e do convívio.* Rio de Janeiro, Rosa dos Tempos, 1992.
12. SILVA, M. J. P. *Comunicação tem remédio: a comunicação nas relações interpessoais em saúde.* São Paulo, Gente, 1996.
13. GAIARSA, J. A. *O olhar.* São Paulo, Gente, 2000.
14. LEITE, A. M., SILVA, I. A., SCOCHI, C. G. S. Comunicação não-verbal: uma contribuição para o aconselhamento em amamentação. *Rev. Latino-Am. Enfermagem.* março-abril 12 (2): 258-64, 2004.

15. ADLER, R. B. Rodman. *Comunicação humana*. Rio de Janeiro, LTC, 2003.
16. SANTOS, V. L. C. G. Representações do corpo e a ostomia. Estigma. In: SANTOS, V. L. C. G., CESARETTI, I. U. R. *Assistência em Estomaterapia: cuidando do ostomizado*. São Paulo, Atheneu, 2000, p. 239-256.
17. BOCCARA DE PAULA, M. A. *O significado de ser especialista para o enfermeiro estomaterapeuta*. Dissertação. São Paulo, Escola de Enfermagem/USP, 2000.
18. CHAVES, E. *Administrar o tempo é planejar a vida*. Resumo do livreto do autor de 1992.
19. ANGELO, M. O Contexto Familiar. In: DUARTE, Y. A.O., DIOGO, M. J. D. *Atendimento Domiciliar: Um enfoque gerontológico*. São Paulo, Atheneu, 2000, p. 27-31.

A sobrecarga de trabalho e a falta de tempo

Graziele Menzani

> "Todo dia ela faz tudo sempre igual
> Me sacode às 6 horas da manhã
> E sorri um sorriso pontual
> E me beija com a boca de hortelã
> Todo dia..."
> *Chico Buarque*

TODO DIA, SEMPRE IGUAL

Nós, enfermeiros, sabemos o quanto é difícil quando queremos propiciar uma assistência adequada a nossos pacientes e fatores como sobrecarga de trabalho e falta de tempo nos impedem tal atuação, desviando nosso foco de atenção, que sempre deveria ser o paciente. Gastamos cerca de 70 a 80 por cento do nosso tempo com funções que não agregam valor de forma substancial à nossa vida; gastamos esse tempo resolvendo problemas menores e em geral perdemos de vista o que realmente é importante[1]. Por fim, para gerir o tempo deve-se considerar diversos outros pontos de acordo com a realidade de cada um.

O tempo despendido pela equipe é mal distribuído, pois acumulamos funções e desempenhamos tarefas que não são específicas da Enfermagem e podem ser executadas por outras categorias de profissionais e outros serviços[2]. Esse impacto é ainda maior quando fazemos um recorte da categoria profissional Enfermeira, que poderia certamente dedicar maior parte do seu tempo ao cuidado do paciente, mas está demasiadamente envolvida em atividades burocráticas não relacionadas à assistência.

Quando executa predominantemente atividades administrativas, mesmo não representando meio de desenvolvimento e alcance de metas preconizadas pela profissão, o enfermeiro realiza uma administração que visa muito mais facilitar o serviço de outros profissionais do que concretizar os objetivos de seu próprio serviço[3]. Em contrapartida, ao não realizar atividades pertinentes ao seu trabalho, e executando outras que não necessariamente precisaria realizar, o enfermeiro permite a existência de lacunas e vazios em sua atuação na área de Enfermagem.

Jesus[1] realizou um estudo com o objetivo de verificar atividades de enfermeiras e quantificar o tempo gasto nelas, durante uma jornada de trabalho, a partir da observação direta do trabalho de quatro enfermeiras assistenciais. Obteve dados que, segundo a autora, confirmam os da literatura especializada: a profissional enfermeira dedica 47,5% do seu tempo às atividades de administração do serviço de Enfermagem e somente 10,9% à assistência de Enfermagem ao paciente.

Esse predomínio de tempo despendido em atividades administrativas também foi constatado em uma pesquisa com enfermeiras de uma unidade de internação de um hospital-escola, em que 42,92% do tempo foi utilizado em atividades administrativas, 17,65% em atividades assistenciais e 39,4% em atividades não-específicas da enfermeira[4].

Em estudo que utilizou a escala do Inventário de Burnout como instrumento, dezoito enfermeiras referiram desgaste em seu trabalho e treze não o referiram[5]. Todas as que se consideravam esgotadas referiram-se à sobrecarga de trabalho de nove a doze vezes, enquanto relatavam as situações que consideravam desgastantes; 55% dos participantes expressaram a intenção de mudar de profissão; 12% relataram que tinham de fazer um esforço para ir ao trabalho; e 68% se disseram insatisfeitos com a profissão.

O "PESO" DA SOBRECARGA

Bianchi[6] utilizou um questionário para levantamento dos estressores na atuação do enfermeiro hospitalar e demonstrou que o item "realizar tarefas com tempo mínimo disponível" obteve um escore elevado, demonstrando ser uma tarefa altamente estressante para o enfermeiro. Quando o sujeito começa a perceber que as demandas do trabalho são superiores aos recursos de que dispõe para enfrentá-las, se inicia um quadro de tensão que é considerado a primeira fase da Síndrome de Burnout[5]. Essa síndrome é caracterizada pela exaustão física e emocional diante dos estressores no trabalho, fazendo com que o profissional considere que o trabalho ou sua opção de profissão é estressante, chegando a mudar de emprego e até de profissão. Essa é uma síndrome cíclica, com várias fases, sinais e sintomas definidos e avaliados, que pode acometer qualquer profissional na sua trajetória de trabalho, podendo ser eliminada ou não, levando até à troca de profissão. Muitas vezes, não é a profissão em si que é estressante, mas como a pessoa se insere no trabalho e nas condições de realização, sendo interdependente da avaliação da pessoa e do trabalho em si[7].

Prescott e colaboradores[8] discutem a questão do uso ineficaz do pessoal de Enfermagem pelos hospitais, principalmente da enfermeira, que se dá de duas formas: a primeira, quando desempenha atividades de outros departamentos, como de nutrição, hotelaria, transporte e farmácia; a segunda, quando faz o trabalho do pessoal de Enfermagem menos qualificado e até mesmo do pessoal administrativo da unidade. Como discutido anteriormente, um dos elementos que contribuem para a percepção de sobrecarga de trabalho é o acúmulo de funções desenvolvidas ao longo da jornada de trabalho. Podemos observar exemplos de tais situações nas falas de algumas enfermeiras entrevistadas:

> "Tu vais cada vez mais acumulando funções. Vai acumulando cada vez mais coisas... Eu já estou completamente descaracterizada... eu evoluía pacientes, fazia questão de evoluir... eu não consigo mais fazer isso... Eu consigo me limitar a ver se falta memorando, ficar procurando exames, ligando para a farmácia, sangue que não veio, sangue que não foi... umas confusões" (Maria).
>
> "Se não tem maca, é problema da enfermeira, se o exame não veio, se o guarda faltou, os médicos vêm falar com a enfermeira, a gente tem que providenciar [...] e, às vezes, a gente fica providenciando essas coisas e o paciente... a gente deixa de lado" (Claudia).

Nas falas dessas enfermeiras, percebemos que elas tomam parte ativa na resolução das mais diversificadas situações ocorridas durante a jornada de trabalho, tentando gerenciar a atividade para atingir o objetivo da produção. O conteúdo das falas nos permite identificar o sofrimento que as acomete quando não conseguem desenvolver funções que consideram essenciais, tais como evoluir ou cuidar dos pacientes.

Para poderem incorporar as atividades decorrentes das novas demandas cotidianas, as enfermeiras foram reduzindo o tempo dedicado à realização de algumas atividades próprias da profissão e delegando funções que gostariam de desenvolver ou consideram importantes, o que acaba gerando conflito.

A combinação de altas demandas psicológicas e baixo poder de decisão foi associada ao excesso de estímulos (*distress*) e ao desgaste emocional. Encontrou-se correlação significativa entre executar funções conflitantes na atividade gerencial do enfermeiro e o auto-relato de alterações imunológicas e músculo-articulares na saúde desses profissionais[5]. Esses dados contribuem para a reflexão sobre efeitos deletérios do esgotamento/sofrimento referido por essas enfermeiras, uma vez que ele pode afetar tanto sua saúde emocional como a física.

A prática do "quebra-galho" é outro fator que determina o acúmulo de funções não privativas das enfermeiras. Em conseqüência, deixam de cumprir aquelas que lhes são específicas, diante da óbvia limitação do tempo. Nesse ritmo, elas acabam por sair exaustas de seu turno de trabalho e, ao mesmo tempo, com a sensação de não ter cumprido sua função.

Como vemos, o acúmulo de funções, as atividades burocráticas e a limitação do tempo para realizar as tarefas são fatores que geram conflitos e esgotamento para os enfermeiros. Por esse motivo seria necessário rever tais situações e desenvolver mecanismos que reestruturassem a prática da Enfermagem com vistas a melhores condições de trabalho e diminuição dos efeitos deletérios à saúde desses profissionais.

O TEMPO DO CUIDADO DIRETO

As situações mencionadas deixam explícito que a assistência de Enfermagem não está sendo prestada da maneira como foi preconizada, ou seja, prestar cuidado integral ao paciente, pois a assistência não se resume apenas a administrar medicamentos, trocar curativos e propiciar a higiene ao paciente. Deve englobar o ser que é humano, é sensibilidade, é necessidade, com todas as suas dimensões.

Uma das atividades que está deixando de ser exercida durante a assistência, em virtude da falta de tempo e da sobrecarga de trabalho, é o adequado processo de comunicação entre o enfermeiro e o paciente, que não se trata de uma atividade meramente assistencial, mas sim de um ato de respeito e consideração por aqueles que têm a vida, por vezes tão frágil, em suas mãos.

Na prática da Enfermagem podemos desenvolver diversas formas de comunicação, no entanto a mais utilizada é o relacionamento interpessoal, que, segundo Dean Barnlund (citado por Littlejohn[9]), é assim definido: "O estudo da comunicação interpessoal ocupa-se, pois, da investigação de situações sociais relativamente informais em que pessoas em encontros face a face sustentam uma interação concentrada através da permuta recíproca de pistas verbais e não-verbais".

Sabemos que a comunicação destaca-se como o principal instrumento para que a interação e a troca aconteçam e, conseqüentemente, o processo de cuidar, no seu sentido mais amplo, tenha espaço para acontecer, afinal "os componentes da comunicação formam o clima e a nutrição para a compreensão"[10].

A Enfermagem é a arte e a ciência do cuidar, cuidar de pessoas. E para que isso seja viável é necessário um processo de interação entre quem cuida e quem é cuidado, é necessária troca de informações e de sentimentos entre essas pessoas[11]. "Reconhecer os sentimentos do doente é fundamental para o enfermeiro, pois é através dessa compreensão que ele percebe as necessidades reais do paciente e pode realizar um plano de cuidados sistematizado, considerando a pessoa como um todo, e desenvolvendo uma postura empática."[12]

DESCOBRINDO A REALIDADE

Infelizmente a realidade é muito diferente da teoria que aprendemos quando somos apenas graduandos de Enfermagem, quando ficávamos fascinados em saber que um dia iríamos estar integralmente envolvidos na assistência ao paciente.

Eu acreditava que, quando profissional, iria ter a chance de realizar a Sistematização da Assistência de Enfermagem (SAE), desenvolver prescrições adequadas à necessidade de cada paciente, conforme preconizado pelo órgão que rege nossa categoria, mas raros são os momentos em que consigo realizar meus anseios em relação a minha atuação cotidiana.

Como exemplificado em estudos citados neste trabalho, o enfermeiro passa a ser visto como aquele que tudo tem de resolver, e não porque temos "poder" para isso — é como se as pessoas nos vissem como um depósito de problemas com a obrigação de solucioná-los. E, se a resolução dos contratempos não acontece de forma quase que imediata, parece que tudo está funcionando de forma inadequada em razão do enfermeiro, o que é muito injusto. Falta-nos tempo para priorizar o paciente, em prol do bom andamento do setor.

Mesmo com todas as dificuldades, considero que escolhi a profissão certa, e este é o meu estímulo para acordar todos os dias e encarar minha rotina de trabalho no hospital. Mesmo enfrentando tantos obstáculos, não posso deixar de priorizar o meu foco de atenção, que sempre deverá ser o paciente e não os problemas à volta dele.

Sinto-me sobrecarregada como profissional, mas tudo é compensado por um sorriso ou um gesto de gratidão daqueles a quem proponho me dedicar todos os dias.

> "Mas a felicidade é tudo junto,
> Todo o tempo num segundo
> Não explicaria nem se a flor viesse antes do botão."
>
> *Orlando Moraes*

REFERÊNCIAS

1. JESUS, M. C. P. *Utilização do tempo de enfermeira no Hospital Universitário da Universidade de Juiz de Fora.* Dissertação. Rio de Janeiro. Faculdade de Educação do Centro de Filosofia e Ciências Humanas da UFRJ, 1987.
2. MELLO, M. C. de. *Estudo do tempo no trabalho da Enfermagem: construção de instrumento de classificação para a implantação do método amostragem do trabalho.* Dissertação. São Paulo, Escola de Enfermagem da Universidade de São Paulo, 2002.
3. TREVISAN, M. A., MENDES, I. A. C., FÁVERO, N. Atividades administrativas desempenhadas por enfermeiros-chefes: um estudo longitudinal. *Rev. Paul. Hosp.* 28 (7): 204-10, 1980.
4. LUNARDI, V. L., LUNARDI FILHO, W. D., BORBA, M. R. Como o enfermeiro utiliza o tempo de trabalho numa unidade de internação. *Rev. Bras. Enferm.* 47 (1): 7-14, 1994.
5. LAUTERT, L., CHAVES, E. H. B., MOURA, G. M. S. S. O estresse na atividade gerencial do enfermeiro. *Rev. Pam. Salud Pública* 6 (6): 415-425, 1999.
6. BIANCHI, E. R. F. *Estresse entre enfermeiros hospitalares.* Livre docência. São Paulo, Escola de Enfermagem da USP, 1999.
7. BIANCHI, E. R. F. *Estresse entre enfermeiros hospitalares: avaliação e intervenção.* São Paulo, Escola de Enfermagem da USP, 2002.
8. PRESCOTT, P. A., PHILLIPS, C. Y., RYAN, J. N., THOMPSON, K. O. How nurses spend their time. IMAGE: *J. Nurs. Sch.* 23(1): 23-8 1991.
9. LITTLEJOHN, S. W. *Fundamentos teóricos da comunicação humana.* Trad. De Álvaro Cabral. Rio de Janeiro, Zahar, 1982, (6): 192.

10. MENDES, I. A. C. *Enfoque humanístico à comunicação em Enfermagem*. São Paulo, Sarvier, 1994.
11. ZINN, G. R., SILVA, M. J. P., TELLES, S. C. R. Comunicar-se com o paciente sedado: vivência de quem cuida. *Rev. Latino-Americana de Enfermagem* [Periódico on line] 11(3), 2003. Disponível em http://www.scielo.br (26abril2004)
12. SILVA, M. J. P. Percebendo o ser humano além da doença e o não-verbal detectado pelo enfermeiro. *Nursing* 41(4): 14-20, 2001.

A morte, o tempo e o cuidar

Adriana Aparecida de Faria Lima

"Não, não, a Morte não é algo que nos espera no fim.
É companheira silenciosa que fala com voz branda,
sem querer no aterrorizar, dizendo sempre a verdade
e nos convidando à sabedoria de viver."

Rubem Alves

TEMPO DA MORTE OU MORTE DO TEMPO?

No meu fazer como enfermeira, realizo o processo de doação de órgãos para transplante e vejo muitas pessoas morrerem, acompanho as famílias nesse momento de perda. Presencio diariamente a morte de crianças, jovens, mulheres e homens que, na sua grande maioria, gozavam de muita saúde e subitamente sofrem um agravo e evoluem para morte encefálica, tornando-se potenciais doadores de órgãos.

Essa proximidade com a pessoa morta (morte encefálica) e o sofrimento da família, devido à perda de seu ente querido, me faz refletir sobre como aproveitamos o tempo de nossa vida, como as pessoas estão morrendo nos hospitais e se os profissionais proporcionam um adequado cuidar àquele que está morrendo ou já morreu.

Pode-se definir tempo como a sucessão dos anos, dos dias, das horas; a noção de presente, passado e futuro para o homem; momento ou ocasião apropriada para que uma coisa se realize[1].

Para Servan-Schreiber[2], o tempo pode ser definido como aquilo que mede uma transformação. Podemos confirmar essa afirmação observando-nos no espelho: com o passar do tempo vão surgindo rugas, linhas de expressão, sardas, flacidez da pele, até mesmo as expressões vão se transformando. Isso nos mostra que o tempo está passando... Ele não transforma ou altera somente a aparência; no decorrer da vida, com a interação entre as pessoas, os conceitos, os sentimentos e as percepções vão também se transformando, mudando, alterando-se, nos mostrando que somos seres inacabados. O tempo é dinâmico e nossa vida também.

Talvez seja por isso que não aceitemos que uma criança ou um jovem morram, pois na realidade eles não tiveram tempo de viver, experimentar, conquistar e transformar-se; em contrapartida, para alguns profissionais da saúde, presenciar a morte de um idoso acaba sendo mais tolerável, pois justificamos que ele já experimentou a vida. Mas se esse idoso é nosso parente a morte "muda de figura" e também é muito dolorosa e indesejada.

Algumas mulheres no climatério, por exemplo, percebem as mudanças e as rejeitam, pois as remetem à velhice; mas há outras que buscam superar as mudanças, e viver melhor, porque sentem que o seu tempo está acabando[3].

Com o passar do tempo temos mais certeza de que a morte se aproxima, e algumas pessoas começam a se preparar para aceitar a morte. Talvez fosse mesmo melhor que todos nós vivêssemos como se o tempo de nossa morte estivesse perto — provavelmente perderíamos menos tempo com coisas banais.

TEMPOS CONTEXTUAIS E HISTÓRICOS...

Se a vida é uma questão de tempo, com certeza chegaremos até a morte. O tempo projeta nossa morte[2]. Nesse contexto, quando pensamos em nossa vida, também visualizamos nossa finitude, o que gera sentimentos de medo, angústia e insegurança.

A morte e o morrer são vistos e refletidos de forma diferente dependendo da cultura em que o indivíduo está inserido. No Ocidente, antigamente, a morte era vista como algo natural, o fato era aberto à comunidade sem dramaticidade ou gestos de emoção excessivos, e toda a família, os amigos e os vizinhos estavam envolvidos nesse rito. O moribundo dava as recomendações finais, exprimia suas últimas vontades, pedia perdão e se despedia (preparava sua morte), a responsabilidade ou o comando da morte era do moribundo, que era assumido pela família[4, 5].

Com o decorrer do tempo os conceitos morais foram se transformando, a morte passou a ser algo a ser esquecido. Na sociedade em que vivemos hoje, dirigida para a produtividade e o consumo, não se pensa sobre a própria morte e fala-se o menos possível dela[5]. Mauss (apud Loureiro)[6], considera que o temor da morte é de origem social. Provavelmente, se fôssemos uma sociedade que refletisse sobre o significado da vida e da morte, consumiríamos bem menos, pois iríamos descobrir que somente ter, comprar, possuir não nos traz satisfação em todas as nossas dimensões como pessoas.

A morte deixou de ser um fato natural, passando a ser algo proibido, um tabu. Dessa forma, foi deslocada do seio familiar para os hospitais, transferência gerada pelo extraordinário avanço técnico da medicina e da cirurgia, possibilitando o prolongamento da vida ou a postergação da morte[7].

Nesse cenário, nossa sociedade, na inabilidade de refletir sobre ela, a colocou numa redoma hospitalar, na ilusão de que quando um indivíduo adoece basta colocá-lo num hospital para que se recupere. Essa idéia está muito presente nos pacientes e familiares, que depositam toda responsabilidade e esperança no médico para a recuperação da vida. Provavelmente foi a história da Medicina que construiu essa concepção, com o desenvolvimento do arsenal tecnológico hospitalar e seu uso indiscriminado.

TEMPO DE PERCEBER...

A grande discussão do mundo moderno está em como aproveitar o tempo, economizar tempo, ganhar tempo. Parece-nos que essa ânsia em ter mais tempo pode estar relacionada à negação do tempo finito na vida. No hospital não é diferente, vivemos dizendo que não temos tempo para cuidar...

Muitos pacientes têm morrido sozinhos em seus leitos hospitalares. Quando a pessoa não tem prognóstico, é transferida para um cantinho ou quarto "da morte", onde toda a equipe já sabe que quem ali está aguarda o tempo de sua morte. Esse paciente recebe menos atenção da equipe médica e de Enfermagem e, por conseqüência, pode morrer só.

Os leitos hospitalares com freqüência estão cheios, são muitas pessoas internadas necessitando de cuidados médicos e de Enfermagem que têm chances de recuperação, e as equipes nem sempre dão conta desse grande contingente. Talvez seja por isso que ao passar visita nos hospitais encontro os potenciais doadores e pessoas em processo de morte abandonados, até mesmo com cuidados básicos de higiene e conforto negligenciados.

Ao analisar a realidade hospitalar, vemos enfermeiras desempenhando funções que não são de sua competência e, ainda devido à falta de funcionários, "cobrindo" mais de um andar, sendo responsável por cuidar de mais de 80 pacientes num período de 6 horas. Dessa forma, os pacientes fora de possibilidades terapêuticas acabam ficando à mercê... do tempo. Contudo, essa não é a única razão pela qual os paciente morrem sozinhos; na realidade os profissionais não estão disponíveis, sentem-se frágeis diante da morte do outro e não sabem como cuidar ou o que falar.

Kubler-Ross[8] relata que por diversas razões não queremos encarar a morte calmamente; uma das mais importantes é que morrer é triste demais sob vários aspectos, sobretudo é muito solitário, mecânico, frio e "desumano".

Há outro problema no processo de morte para os pacientes fora de possibilidades terapêuticas, centrado no uso indiscriminado do arsenal terapêutico e na manutenção de cuidados intensivos. Em certa ocasião, estava na UTI de um hospital público avaliando uma criança que era potencial doadora de órgãos. Conversando com uma médica intensivista sobre as crianças que lá estavam internadas, mencionei uma em especial que me chamou a atenção, uma menina com aproximadamente 3 anos, portadora de uma síndrome de que não me recordo o nome, mas que já estava em coma, entubada e muito atrofiada. A médica dizia que ela havia tido mais de oito paradas cardiorrespiratórias e fora reanimada todas as vezes, e não tinha prognóstico de melhora. Perguntei se ela a reanimaria outra vez se houvesse outra parada, e ela disse que sim — considerava que se não reanimasse se sentiria como se tivesse matado a criança.

Por um momento fiquei indignada com a postura da médica, pois considerava aquele ato o prolongamento de um sofrimento. Refletindo, consegui compreender que ela foi formada por uma medicina curativa, cujo objetivo é a "recuperação da vida", mas não foi ensinada sobre como ajudar a morrer.

Nós, enfermeiras, também fomos formadas para recuperar o indivíduo e manter os sinais vitais. No entanto, quando estamos diante de uma paciente como essa criança, muitas vezes não temos o discernimento de quando temos de parar de intervir e deixar a natureza se encarregar do processo vida–morte. Conversando com as auxiliares de Enfermagem sobre esse mesmo caso, diziam que tinham muito carinho pela menina e que sua mãe a visitava toda semana e lhe trazia ursinhos, prendedor de cabelo, roupas, conversava com ela e ainda tinha a ilusão de que sua filha ia melhorar. Talvez essa mãe estivesse no processo de negação, ou os médicos não haviam tido uma conversa mais realista sobre o seu prognóstico, ou ainda talvez ela precisasse vivenciar o processo de morte de sua filha para aceitá-la — necessitava desse tempo.

Controlar o tempo pode nos trazer a sensação de estar no controle de tudo, de deter o poder[9]. Considero que nós, profissionais da saúde, nos sentimos muitas vezes detentores do poder de fazer as pessoas viverem, como se tivéssemos em nossas mãos o elixir da vida.

Quando estamos diante de um paciente fora de possibilidades terapêuticas e o reanimamos, submetendo-o a intervenções cirúrgicas, introduzindo medicações ou entubando-o, estamos querendo controlar o seu tempo, temos a intenção de controlar o tempo da morte. Porém, quem nos controla é o tempo, ele é o dono da situação, a morte é o fim desse tempo, expondo toda a nossa impotência.

Os profissionais de saúde, ao assistir ao morrer dos pacientes, refletem sobre a finitude humana. No momento em que a morte chega, percebem que não têm o que fazer para impedir sua chegada, "despem a couraça de detentores do poder, rendendo-se às evidências, ou seja, a finitude humana"[10].

Parece que inconscientemente relacionamos a morte do paciente com o nosso próprio fracasso ou com a nossa própria morte ou à de um ente querido. Se temos a intenção de cuidar dos pacientes em fase terminal e seus familiares, necessitamos examinar nossos próprios sentimentos sobre a morte...[11]

O único poder que temos é de como utilizar esse tempo disponível, pois temos o poder de mudar nossas atitudes em relação ao tempo, fazer bom ou mau uso dele. Servan-Schreiber[2] considera que "o paradoxo do tempo é que são raros os que acreditam ter o suficiente, embora todos tenham a sua totalidade". Diante de um paciente em processo de morte podemos aproveitar o tempo para ouvi-lo, nos últimos cinco minutos que ainda lhe restam, ou simplesmente estar ao seu lado, para que não se sinta muito só.

TEMPO DE SENTIR...

O profissional que trabalha no ambiente hospitalar vivencia com maior freqüência o sofrimento e a morte do outro. Acaba percebendo que o tempo entre a vida e a morte é muito tênue ao cuidar de uma pessoa que está com vida (falando, sentindo, reagindo, quente, respirando), e de repente, em uma fração de segundos, a vida dá espaço para a morte, aquela pessoa passa a ser um ser inanimado. Presenciar esse fenômeno nos faz repensar uma série de conceitos e desperta vários sentimentos.

Na prática hospitalar é muito nítido como as pessoas se comportam diante da morte; há muitos profissionais que ao ver o paciente em processo de morte ou já morto se afastam.

Os familiares, por sua vez, ao receber a notícia do falecimento de seu ente querido, na maioria das vezes se desesperam, choram, gritam, culpam determinada pessoa e/ou responsabilizam o hospital pelo fato. Perante o cadáver de seu familiar, choram e falam sobre sentimentos muito íntimos, que não tiveram coragem e/ou tempo de expressar quando estava vivo. Diante do cadáver dizem: "Vou sentir muito sua falta", "Como vou viver sem você", "Como vou criar as crianças sozinha", "Por que você me deixou?", "Você não podia ter me deixado agora"... São falas que expressam muita dor e o quanto somos egoístas e temos a ilusão de que o outro nos pertence. Muitas vezes me pergunto se essas pessoas tiveram a iniciativa de dizer o quanto gostavam daquela pessoa que morreu quando ela ainda estava viva.

Gonçalves[12] ressalta um artigo escrito por Freud em 1915 intitulado "Nós e a morte", apresentado em uma conferência por ele proferida por volta do início da Primeira Guerra Mundial, em que há a seguinte afirmação: *a morte faz com que sepultemos com ela toda nossa esperança.* "Neste sentido a sensação é a de que a morte empobrece a vida e nos torna covardes. ... não nos importaríamos com o evento morte se ela não pusesse fim à própria existência".

Quando cuidamos de uma pessoa que está morrendo, vivenciamos o drama da separação; talvez por isso tentemos não pensar nela e a transformemos em um tabu, algo com que não sabemos lidar, sendo mais prudente "guardá-lo". Mas os sentimentos de medo, insegurança e tristeza não findam, somente ficam confinados na angústia particular de cada um. O sofrimento é algo que exige muito em termos de superação, porém diante da dor insuportável a morte é vista como um alívio (morte como solução e não como problema), aquela que cessa o sofrimento[13].

Para a maioria dos profissionais de Enfermagem, a morte e o morrer têm um significado "negativo". Surgem sentimentos de tristeza, impotência, estresse, angústia, medo, desconforto, compaixão, depressão, frustração, sensação de derrota, fracasso ou até ausência de sentimento. Para uma minoria o processo de morte e morrer desperta sentimentos de solidariedade, amor e coragem[14].

Conviver com o sofrimento humano constantemente faz com que o profissional utilize alguns mecanismos de defesa para se proteger de seus sentimentos "negativos". Comporta-se de forma a: racionalizar os sentimentos, classificar as perdas, distanciar-se do paciente, disfarçar, não se envolver, achar tudo natural, banalizar a morte, negar seus sentimentos na tentativa de se confortar e ou continuar seu trabalho incessantemente na tentativa de fuga[14].

As atitudes diante da morte dependem das relações que os homens mantenham uns com os outros e com a natureza, do seu apego a bens e de sua religião[6]. Talvez seja por isso que os profissionais da saúde não conseguem cuidar daquele que está morrendo e acabam se afastando dele, pois não construíram uma espiritualidade e, se não temos uma, como atender às necessidades espirituais daquele que está morrendo?

O momento do preparo do corpo é uma situação que muitos profissionais verbalizam não gostar de enfrentar. Cuidar de uma pessoa morta, já fria, marmorizada, rígida, algumas vezes fétida e cheia de secreções, mobiliza em nós o medo da morte e a certeza de que ela chegará. É por isso que normalmente o rito de preparo do corpo é bastante rápido, e o corpo é retirado do setor o mais rapidamente possível. Esse comportamento sinaliza que essa situação incomoda muito.

Aprender com as pessoas que estão morrendo significa mergulharmos em nossa dor e termos a oportunidade de sair transformados e mais fortalecidos da experiência.

Lembro-me de uma criança de 8 anos que tinha um tumor cerebral e cujos pais optaram pela doação de seus órgãos. Na porta do necrotério, sua mãe me entregou uma sacola contendo um vestido branco cheio de babados, parecia um vestido de festa, calcinha, meia-calça, um sapato branco e prendedor de cabelo. Estava chorando muito e me pediu que cuidasse muito bem de sua filhinha. No necrotério cuidei de seu "corpinho" franzino, branco, gelado; ela tinha uma expressão facial de tranqüilidade. Quando estava vestida, chamei os pais para se despedirem de sua pequena, e a única coisa que consegui fazer foi chorar com eles.

Aquele dia me senti como se um caminhão estivesse em minhas costas; estava muito triste, sentia muita angústia e precisava chorar muito, mas não conseguia, pensava o quão forte esses pais eram e também rezava para que Deus apaziguasse seus corações.

São experiências como estas que me fazem crescer e aprender como cuidar do outro, pois acompanhar o sofrimento do outro me faz querer ser uma pessoa melhor e, como profissional, estar ao lado daquele que sofre.

Prefiro pensar, como Rubem Alves[15], que o medo profundo de pensar sobre a nossa própria morte esteja no medo de viver. "A morte não nos aterroriza por nos falar da morte. Ela nos aterroriza por nos falar da vida. A morte sempre nos fala sobre aquilo que estamos fazendo com a própria Vida, as perdas, os sonhos que não sonhamos, os riscos que não corremos (por medo), os suicídios lentos que perpetuamos." O tempo está passando...

TEMPO DE MUDANÇAS

A morte tem um exato tempo em nossa vida ou permeia o tempo todo a vida? Como dito anteriormente, a morte do tempo pode gerar muita inquietude se pensarmos que nossa vida tem um tempo finito.

Para alguns profissionais, falar e refletir sobre a morte parece um pouco mórbido, sombrio; porém para outros é o oposto, a reflexão sobre a morte e o morrer permite que reformulemos nossos valores, nossas crenças e certezas. Passamos a valorizar o simples, os pequenos momentos com a família e os amigos, as boas risadas, o choro cúmplice, o abraço fraterno, os olhares que acalentam a alma...

Se pensarmos que o tempo é aquilo que mede uma transformação, o paciente no processo ou momento de sua morte poderá ainda sofrer mais uma transformação, e a morte talvez aconteça de forma mais branda. Portanto, pensar que não há mais nada a fazer diante do paciente em processo de morte é um grande equívoco.

Como enfermeiras, optamos por cuidar do outro, e cuidar significa atender a suas necessidades. Acredito que o maior desafio para atender aos anseios de quem está morrendo é ter olhos, ouvidos, olfato e boca para perceber qual é a sua necessidade. Precisamos estar atentas e dispostas.

Talvez uma forma de aceitarmos melhor a morte esteja na reformulação da concepção que temos dela. Se a morte fosse percebida como algo natural e companheira no processo de vida, não teríamos aversão a ela. Se fizéssemos como os orientais, que acreditam que "os opostos não são inimigos: são irmãos. Noite e dia, silêncio e música, repouso e movimento, riso e choro, calor e frio, sol e chuva, abraço e separação, chegada e partida: são opostos pulsantes que dão vida à vida. Vida e morte não são inimigas. São irmãs"[15], sentiríamos menos culpa e tristeza ao vivenciar a morte em nosso cuidar.

A música de Milton Nascimento e Fernando Brant "Encontros e despedidas" traduz esses sentimentos que se contradizem:

> ...Todos os dias é um vai e vem/A vida se repete na estação/Tem gente que chega pra ficar/Tem gente que vai pra nunca mais/Tem gente que vem e quer voltar/Tem gente que vai e quer ficar/Tem gente que veio só olhar/

> *Tem gente a sorrir e a chorar/E assim, chegar partir/São só dois lados da mesma viagem/O trem que chega/É o mesmo trem da partida*[16].

A morte nada mais é que o trem da partida trazido pelo trem da vida, que em um determinado momento chegou. Alves[15] afirma que, da mesma forma que sentimos medo e dor ao passarmos por um canal escuro e solitário ao nascer, ao morrer passaremos por outro canal. Quem sabe teremos a sorte, da mesma forma que tivemos mãos nos amparando ao nascer, de no momento de nossa morte termos as mãos de outra pessoa sobre as nossas nos amparando no momento da partida.

Acredito que cuidar daquele que está morrendo num primeiro momento pode nos trazer dor; contudo, se aprendermos a partilhar nosso sofrimento com os colegas e buscarmos uma espiritualidade mais profunda, poderemos auxiliar o paciente a ter uma morte digna. A espiritualidade é o principal instrumento inspirador e renovador para cuidar daquele que está morrendo, portanto o profissional necessita aprofundá-la para saber cuidar melhor. A morte é uma velha companheira em nosso cotidiano e precisamos aprender a conviver com ela.

Se quisermos promover um cuidado adequado, teremos de pensar além do senso comum e das rotinas; portanto, se o paciente deseja ter alguém ao seu lado, temos de liberar a visita a qualquer hora, deixar ficar acompanhante, liberar comidas, bebidas, cigarro e deixar objetos significativos junto dele, entre outras coisas.

O tempo está passando... Refletir sobre a própria morte e partilhar essa experiência pode ser muito bonito; em um primeiro momento nos traz medo, desconforto e tristeza, porém com o passar do tempo os sentimentos vão se transformando, surgem a serenidade, a calma e a tranqüilidade. A morte passa a ser uma conselheira na vida.

Alves[15] traduz o que é o verdadeiro cuidar com dignidade:

> *Um dos grandes sofrimentos dos que estão morrendo é perceber que não há ninguém que os acompanhe até a beira do abismo. Eles falam sobre a morte e os outros logo desconversam. "Bobagem, você logo estará bom...". E eles então se calam, mergulham no silêncio e na solidão, para não incomodar os vivos. Só lhes resta caminhar sozinhos para o fim. Seria tão mais bonita uma conversa assim: "Ah, vamos sentir muito sua falta. Pode ficar tranqüilo: cuidarei do seu jardim. As coisas que você amou, depois da sua partida, vão se transformar em sacramentos: sinais da sua ausência. Você estará sempre neles...". Aí os dois se dariam as mãos e chorariam pela tristeza da partida e pela alegria de uma amizade assim tão sincera.*

REFERÊNCIAS

1. FERREIRA, A. B. H. *Dicionário Aurélio básico da língua portuguesa*. Rio de Janeiro, Nova Fronteira, 1995.
2. SERVAN-SCHREIBER, J. L. *A arte do tempo*. São Paulo, Cultura, 2000.
3. LIMA, J. V., ÂNGELO, M. Vivenciando a inexorabilidade do tempo e as suas mudanças com perdas e possibilidades: a mulher na fase do climatério. *Rev. Enferm. USP* 35(4): 399-405, 2001.
4. ARIÈS, P. *História da morte no Ocidente: da idade média aos nossos dias*. Rio de Janeiro, Francisco Alves, 1977.
5. MARANHÃO, J. L. S. *O que é morte*. São Paulo, Brasiliense, 1998.
6. LOUREIRO, A. M. L. *A velhice, o tempo e a morte*. Brasília, UNB, 2000.
7. BARALDI, S., SILVA, M. J. P. Reflexões sobre a influência da estrutura social no processo da morte-morrer. *Nursing*. 14-17, 2000.
8. KUBLER-ROSS, E. *Sobre a morte e o morrer: o que os doentes terminais têm para ensinar a médicos, enfermeiros, religiosos e aos seus próprios parentes*. São Paulo, Martins Fontes, 1998.
9. LUNARDI, V. L. Controlando o tempo para dominar o corpo. *Rev. Enferm. UERJ* 4(2): 153-62, 1996.
10. SPÍNDOLA, T. E., MACEDO, M. C. S. A morte no hospital e seu significado para os profissionais. *Rev. Bras. Enferm.* 47(2): 108-117, 1994.
11. VEIGA, D. A. A enfermeira e o paciente que vai morrer. *Rev. Gaúcha de Enferm.* 5(1): 113-118, 1984.
12. GONÇALVES, M. M. C. Nós e a morte: um estudo psicológico. *Rev. Enferm. USP* 28(3): 243-50, 1994.
13. PEREIRA DE MELO, C. C. C. *Vivência de enfermeiras diante da dor, sofrimento e morte no seu cotidiano de trabalho*. Dissertação. Ribeirão Preto, Ribeirão Preto, 2000.
14. LIMA, A. P. F., PEREIRA, L. L. *A morte e o morrer na visão dos profissionais de Enfermagem à luz da bioética*. Monografia. São Paulo, Centro Universitário São Camilo, 2003.
15. ALVES, R. *O médico*. 2ª ed. Campinas, Papirus, 2002.
16. NASCIMENTO, M. *Encontro e despedidas*. Poly Gram, 1997. CD.

Você tem tempo para ser feliz? Reflexões sobre comunicação interpessoal e tempo sob a ótica humanista de Rogers

Mônica Martins Trovo de Araújo

"Não use seu tempo e suas palavras com descuido.
Nenhum dos dois pode ser recuperado."

S. Brown

COMUNICAR-SE É ESTAR COM O OUTRO

João Carlos é enfermeiro. Graduou-se há dois anos e, desde então, trabalha no Pronto-Socorro de um hospital público, na periferia violenta da cidade de São Paulo. Faz parte do seu cotidiano de trabalho o atendimento a jovens baleados em tiroteios com policiais, em assaltos, na guerra entre traficantes. Mas também não são só estes casos que chegam lá no PS onde João trabalha. Há idosos com crise hipertensiva, homens e mulheres infartando, adolescentes que tentam o suicídio após brigar com o namorado, enfim, a rotina de João é bastante movimentada, com cenas que prenderiam a atenção dos fãs da série americana Plantão Médico (ER). E é dessa correria que João gosta. Ele costuma dizer que quando está de folga, em casa, sente falta da adrenalina correndo em suas veias lá nos corredores do PS.

Mas tem uma coisa que atrapalha muito o dia-a-dia de João no trabalho: o relacionamento com os colegas de trabalho. O PS, por ser um local de trabalho dinâmico, já desencadeia estresse em quem lá trabalha: às vezes, a tensão parece pairar no ar. São comuns os desentendimentos entre o pessoal, mas que são sempre superados, porque afinal de contas todos ali têm de trabalhar em sintonia, com um único objetivo: correr contra o tempo para salvar vidas. Porém, com João, a relação é sempre difícil devido a algumas características da própria personalidade e postura dele.

Para começar, João traz sempre no rosto uma expressão séria, fechada. Quem o conhece pouco pensa que ele está sempre bravo e tem até certo receio de se aproximar. Além disso, João fala pouco; parece estar sempre concentrado em algo, dando pouca importância para a presença de outras pessoas. Dificilmente ele compartilha o trabalho com alguém; tudo o que pode faz sozinho. Nos momentos de descontração da equipe, João está sempre quieto, em um canto. No refeitório, senta sozinho e nunca vai ao chopinho de sexta-feira, no churrasco ou nas festas que o pessoal do PS organiza. Ele sempre confirma presença, mas na última hora liga para falar que está doente, que morreu alguém ou que teve algum imprevisto. Até com os pacientes ele quase não conversa. A interação costuma ser rápida e objetiva: João pergunta apenas o suficiente para fazer sua anamnese. Já houve reclamações dos pacientes para a supervisora do PS sobre o João duas vezes. Um reclamou por falta de atenção, alegando que o João nem olhou para ele enquanto fazia as perguntas, e o outro, por ter sido deixado falando sozinho. Quando questionado pela supervisora, ele sempre usa o mesmo argumento: estava ocupado demais, em um plantão extremamente corrido e com várias emergências, para conversar com os pacientes que nem estavam tão graves. Todo mundo comenta o jeito do João...

E João sabe que falam dele e, por isso mesmo, evita contato com o pessoal, para não gerar ainda mais fofoca. É um círculo vicioso, mas ele ainda não se deu conta disso. Adora seu trabalho, mas a equipe, bem que podia ser melhor...

Mas uma coisa João admite para si mesmo: sabe conduzir uma emergência como poucos, mas na hora de interagir com o paciente ou a família ele evita ao máximo, e quando realmente é necessário conversar ele o faz rapidamente. Ele sabe que isso é uma falha, algo que ele tem de melhorar, mas foi o modo de ele encontrou de se proteger das situações com as quais não sabe lidar, que lhe despertam sentimentos. Foi assim que lhe ensinaram na faculdade: não se envolva com o paciente. Então, segundo o próprio João, "prefiro não me comunicar para não me envolver". E assim sua vida vai seguindo...

A história do João Carlos é mais uma entre tantas outras que podem mostrar que a comunicação permeia todo o relacionamento humano. Viver em sociedade é comunicar-se continuamente. A troca de informações ocorre desde a interação face a face que acontece entre duas pessoas isoladamente até o contexto grupal, no qual vários atores estão envolvidos no processo de emissão e recepção de mensagens.

As idéias, mensagens e informações que nos cercam são transmitidas a todo momento e geralmente são difundidas pela linguagem verbal: a conversa, o diálogo, o discurso. Mas comunicação não é apenas isso, porque as palavras por si só são neutras e insuficientes para caracterizar a interação humana. É necessário qualificá-las, dar a elas emoções, sentimentos, adjetivos, enfim, um contexto que permita ao homem perceber e compreender não só o que significam as palavras, mas também o que o emissor da mensagem sente.

Para permitir a demonstração e a compreensão dos sentimentos nos relacionamentos humanos é que existe a dimensão não-verbal em todo processo de comunicação. A qualificação da linguagem verbal é dada pelo jeito e pelo tom de voz com que as palavras são ditas, por gestos que acompanham o discurso, por olhares e expressões faciais, pela postura corporal, pela distância física que as pessoas mantêm umas das outras e até mesmo por suas roupas, seus acessórios e suas características físicas.

É impossível ao homem não se comunicar. Mesmo quando pára de falar ou movimentar-se, continua a transmitir mensagens. Até o silêncio é significativo e transmite inúmeras informações, dependendo do contexto. Afinal, quem nunca se sentiu constrangido no elevador ou percebeu a tensão "pairando no ar" durante o silêncio que sucede uma discussão?

A comunicação sempre foi uma necessidade humana. Desde os primórdios de sua existência, o homem é capaz de comunicar-se. Mesmo antes de aprender a linguagem falada, já se comunicava por meio de gestos e expressões faciais[1]. Da mesma forma, o homem das cavernas, nos mais remotos períodos da história da humanidade, utilizava-se de desenhos feitos nas rochas para transmitir mensagens. O uso da comunicação foi, certamente, um dos fatores que permitiram o desenvolvimento dos grupos sociais, das civilizações e, conseqüentemente, da humanidade, pois sem ela o existir do homem não seria possível.

Mas o que há de tão especial na comunicação que permite o desenvolvimento do homem? Por que nos comunicamos? Segundo Silva[1], a comunicação possui três finalidades básicas: entender o mundo, relacionar-se com os outros e transformar a si mesmo e a realidade.

Neste ensaio, pretendo atentar para o propósito da comunicação que, a meu ver, representa ponto nevrálgico nos tempos atuais, o relacionamento interpessoal, entendido como qualquer interação face a face entre duas ou mais pessoas em que há troca recíproca de sinais verbais e não-verbais[2]. Em outras palavras, relacionar-se é *estar com o outro* fazendo uso da comunicação verbal e não-verbal para emitir e receber mensagens.

Desejo destacar o *estar com o outro* porque percebo que esse aspecto da comunicação é cada vez menos valorizado na era tecnológica que vivenciamos, na qual o tempo, ou melhor, a falta dele, é o principal pretexto para não prestar atenção no outro e, conseqüentemente, em si mesmo.

A COMUNICAÇÃO INTERPESSOAL E A TEORIA DE ROGERS

Três anos se passaram e a vida de João Carlos mudou um pouco. Há dois anos ele se casou com Marina, bióloga e professora do ensino médio. Eles eram colegas de cursinho e namoraram durante toda a faculdade. João realmente gostava dela, mas não tinha intenção de se casar tão cedo. Só que Marina engravidou e os pais de ambos os pressionaram. Afinal de contas, se os dois já eram formados, tinham seus empregos e namoravam há tanto tempo, por que não se casar? Foi uma linda cerimônia e, alguns meses depois, nasceu Pedrinho.

Marina, que dava aula em duas escolas, deixou uma para ficar mais tempo com o filho. Mas eles tinham financiado um apartamento e as despesas com a vinda do bebê aumentaram. Assim, João arrumou um segundo emprego. Agora, ele trabalha de manhã lá no PS público da periferia e à tarde, em outro PS, só que em um hospital particular de primeira linha, num bairro nobre. Ontem mesmo atendeu a filha de um ministro, que sofreu uns arranhões após um assalto (quem disse que só tem violência na periferia?!...).

Neste hospital particular, seu salário é quase o dobro do outro. Mas sua satisfação profissional não chega nem à metade, se comparada com a do outro PS. Enquanto de manhã tem toda aquela adrenalina, é politrauma por atropelamento, baleado, infartado etc., à tarde, o máximo da emergência que chega para ele é trauma por queda da própria altura e cólica renal. Quando chega uma emergência daquelas que João atende no PS da periferia, geralmente ele tem de correr, mas é para assegurar as condições vitais num primeiro atendimento para que o paciente possa ser transferido de instituição, com o mínimo custo possível para o hospital, porque ou a vítima não tem convênio ou, se tem, o plano não cobre o atendimento naquele hospital.

Mas, se os dois hospitais são diferentes no tipo de clientela atendido, uma coisa eles têm em comum na percepção de João: uma equipe de trabalho ruim, difícil de conviver. Ele enfrenta os mesmos problemas de relacionamento interpessoal com a equipe: as fofocas, os comentários etc. Sua postura também é a mesma: calado a maior parte do tempo, excluindo-se do convívio com o restante do grupo nas horas de lazer e descontração, preferindo o trabalho individual sempre que possível. Na última avaliação de desempenho, achou-se injustiçado, pois recebeu pontuação baixa nos itens relacionamento, colaboração e trabalho em equipe. Mas João acha que foi mal avaliado porque a supervisora do PS, sua chefe imediata, não gosta dele, pois sabe que tecnicamente ele é melhor que ela. Chefe bom mesmo é a do outro hospital...

No relacionamento com os pacientes, houve certa mudança no período da tarde. Neste outro emprego, ele não pode usar a falta de tempo como pretexto para não conversar com os pacientes. João realmente se esforça e tenta interagir melhor, dando um pouco mais de atenção para os clientes que atende, afinal é um hospital particular e os clientes/pacientes são mais esclarecidos, e mais exigentes, reclamam mais se não forem bem atendidos. Ele conversa mais, sorri com maior freqüência e procura mostrar-se sempre à disposição dos pacientes, estando mais presente.

Mas um bom observador consegue perceber que João parece representar um papel, não é ele de verdade. Seu olhar, suas expressões faciais, o modo como ele se move, a distância física que estabelece, o jeito como fala, enfim, há vários sinais que o denunciam, sem que ele consiga controlar. E quem o conhece há certo tempo percebe mesmo sem conversar com ele que João não está feliz com esse novo trabalho. Mas ele precisa do emprego. Ainda mais agora, que Marina está grávida novamente...

João Carlos continua sem perceber que tem dificuldades no relacionamento interpessoal com os colegas de trabalho porque o problema está no modo como se comporta. Todo relacionamento interpessoal é baseado nas percepções do *eu* e do *outro* e no modo como essas percepções são reveladas e compreendidas. A maneira como ocorre esse processo de revelação e compreensão de si mesmo e do outro no contexto da interação entre os seres humanos é que determina se a relação se processa no sentido de crescimento, aperfeiçoamento, abertura e maturidade do indivíduo ou se contribui para a inibição do desenvolvimento psicológico do homem e a formação de atitudes defensivas que contribuem para o desenvolvimento de barreiras para a interação[3].

Para a compreensão do aspecto do relacionamento interpessoal que aborda a maneira como percebemos, revelamos e compreendemos o eu e o outro, faz-se necessária a utilização de um referencial teórico que elucide algumas facetas desse processo complexo. Assim, utilizarei as teorias do eu e da congruência, elaboradas pelo psicoterapeuta Carl R. Rogers, que constituem uma das mais abrangentes formulações teóricas relacionadas à abordagem humanística da comunicação interpessoal[2, 4].

Para Rogers, o indivíduo concentra toda a experiência que vivencia, mas nunca pode vivenciar a experiência do outro. Assim, o comportamento da pessoa resulta de sua experiência interna, que é o modo como a realidade é percebida e sentida pelo indivíduo, em seus aspectos consciente e inconsciente. A totalidade da experiência interna é entendida por Rogers como campo fenomenal, e à medida que o indivíduo amadurece uma porção desse campo fenomenal passa a ser identificada como o *eu*, que nada mais é do que um conjunto de percepções de si mesmo, das relações com o outro e das experiências vivenciadas, em conjunto com os vários sentimentos ligados a essas percepções[2, 4].

A segunda teoria de Rogers, que se une à teoria do eu e contextualiza a comunicação interpessoal, é a teoria da congruência. Nela, Rogers define congruência como o termo utilizado para indicar a correspondência mais adequada entre a experiência, a consciência e a comunicação[3]. Assim, como experiência e consciência constituem o *eu*, a teoria ajuda a compreender como o *eu* se comunica, percebendo-se e revelando-se, de forma congruente ou incongruente, ou seja, de modo a expressar-se claramente ou maquiar-se.

Para tornar mais clara a compreensão dos conceitos teóricos de Rogers, podemos exemplificar com situações cotidianas para os profissionais de saúde, como quando uma enfermeira orienta dois pacientes diabéticos acerca dos riscos da ingestão de carboidratos. Após a orientação, um deles afirma ter compreendido as orientações e saber das implicações das altas taxas de glicose em seu sangue, porém acrescenta ter dificuldade de seguir a dieta recomendada por gostar muito de doces. O outro, que mal conseguiu disfarçar os bocejos, mostrava sinais faciais que denotavam impaciência e olhava freqüentemente para o relógio, agradece a profissional pela valiosa explicação, comprometendo-se a mudar seus comportamentos alimentares.

O primeiro apresentou um comportamento congruente, ou seja, comunicou-se de acordo com sua experiência anterior com dietas e sua consciência, que lhe dizia ser sua compulsão por doces um aspecto relevante naquele contexto. Ele mostrou-se coerente entre o que experienciou/percebeu e o que expressou/comunicou. O segundo mostrou incongruência entre sua experiência, sua consciência e sua comunicação, uma vez que os sinais não-verbais por ele emitidos eram contrários ao que ele expressou verbalmente. Desse modo, houve incoerência entre percepção e expressão, que certamente criou barreiras para seu relacionamento interpessoal com a enfermeira, que percebeu o outro de maneira falsa ou negativa.

Segundo Rogers[3], a congruência possui aspectos positivos que permitem o amadurecimento do indivíduo e o crescimento do relacionamento interpessoal. Já a incongruência tem conotação negativa e leva ao desajustamento na interação. Assim, quanto maior for a congruência entre a experiência, a consciência e a comunicação em um indivíduo, mais o outro sentirá a comunicação como clara e menos defesas criará, sendo então capaz de ouvir adequadamente o que lhe é comunicado. O indivíduo que comunica se sentirá compreendido empaticamente e provocará uma diferença positiva na experiência do outro. Está então estabelecida uma relação com tendência a compreensão mútua e satisfação recíproca na interação.

Parece simples, mas cuidado! Teoricamente, é fácil buscar o crescimento da relação humana, sendo necessária apenas a manutenção de um comportamento congruente. Mas será que é possível ser congruente todo o tempo? Acredito que não, por alguns motivos. Primeiro porque o comportamento humano é predominantemente emocional e não racional, o que reflete diretamente na expressão do que o indivíduo pensa e sente na comunicação. Assim, nenhuma comunicação é totalmente objetiva, racional, clara, e não pode ser manipulada todo o tempo.

Em segundo lugar, sabemos que cada *eu* é único porque cada pessoa é um universo à parte. Mesmo que as experiências vivenciadas por dois indivíduos sejam parecidas, elas adquirem diferentes significados, pois cada um tem seus valores, interesses, expectativas e, principalmente, capacidade de percepção distinta. Desse modo, como já dizia Silva[1], percebemos com mais facilidade aquilo que nos desperta interesse, que tem significado especial e é agradável para nós, ou seja, costumamos ver e ouvir aquilo que mais nos convém.

Outro fator a ser considerado é que o convívio social muitas vezes nos cobra um comportamento incongruente. São comuns as situações no ambiente de trabalho, na reunião social com os amigos, na relação com os filhos, enfim, no dia-a-dia em que somos obrigados a controlar ou manipular a expressão do *eu* em nome das "boas maneiras", da educação e de boas regras de convivência para evitar conflitos ou situações constrangedoras. Afinal, "atire a primeira pedra" quem nunca controlou o riso ou disse um elogio que não era verdadeiro.

Com tantas barreiras, é possível estabelecer um comportamento congruente? Sim, é possível, mas não é fácil. Requer atenção e treinamento na expressão e na percepção dos sinais não-verbais da interação.

A comunicação não-verbal é a linguagem dos sentimentos, que qualifica a interação e é utilizada não apenas para permitir a expressão das emoções, mas também para complementar, substituir ou contradizer aquilo que expressamos por palavras[1]. Eis o segredo: prestando atenção e reconhecendo os sinais não-verbais do outro, é possível perceber se o comportamento é congruente. Do mesmo modo, atentando para os sinais que emitimos, é provável que consigamos perceber as incongruências na nossa comunicação, assim como o outro percebe, e tentemos corrigi-las. Só assim é possível estabelecer um comportamento e uma comunicação congruentes: prestando atenção, percebendo a si mesmo e o outro.

O TEMPO E O ESTAR COM O OUTRO

Nasceu Eduarda, e três anos depois, Felipe. Marina não leciona mais, resolveu dedicar-se aos filhos. Afinal, as crianças sentiam a ausência do pai, e ela deveria tentar compensar isso com a dedicação exclusiva à família. Para João, nada havia mudado: de manhã no público, à tarde no privado, relacionamento com a equipe difícil, um pouco mais de atenção com os pacientes particulares. Sempre foi assim e sempre deu certo, então pra que mudar?

Mas na vida pessoal algo havia mudado para João. Após doze anos de casamento, sua vida com Marina o entediava. Achava que o amor havia acabado. Mas havia assumido um compromisso perante as leis de Deus e dos homens, de constituir e cuidar da família. E Marina, tão frágil e afastada da profissão, não conseguiria se virar sozinha se eles se separassem. E havia as crianças...

João tentava suprir sua insatisfação na vida pessoal com a aquisição de bens materiais. Depois que conseguiu quitar o apartamento, resolveu que seria bom para a família ter um carro maior e uma casa na praia. Mas com três filhos em idade escolar os dois empregos não permitiam essa extravagância. A solução? Outro emprego. João passou a dar aulas em um colégio técnico no período noturno. Assim, PS público pela manhã, privado à tarde e aulas à noite. Saía de casa antes de todos acordarem e chegava quando todos já estavam dormindo.

A casa da praia era ótima, mas João nunca conseguiu aproveitar com a família. Era impossível conciliar as férias dos três empregos com as férias dos filhos. Nos finais de semana e feriados, quando conseguia folga, estava cansado demais para dirigir por quase duas horas. Marina ia para a praia com as crianças, enquanto ele ficava em casa sozinho vendo TV, assistindo a alguns vídeos ou navegando na internet.

E os anos foram passando, com João nos três empregos, porque a cada ano havia um novo sonho de consumo para si próprio ou para a família. Depois veio a faculdade de Pedrinho e o intercâmbio de Eduarda.

Pedrinho formou-se advogado e conseguiu um bom emprego e uma boa noiva. Eduarda casou-se e foi morar em outro país. Felipe estava terminando a faculdade, mas trabalhava para pagá-la. João e Marina tinham orgulho dos filhos. Mas o vínculo dos três com Marina parecia ser maior. Haviam crescido sentindo a ausência do pai. João sabia disso e se arrependia muito. Se pudesse voltar no tempo, teria feito diferente...

O último sonho de consumo de João foi o trailer. Quando se aposentasse, iria viajar, só ele e Marina. Aí sim poderia aproveitar a vida e, quem sabe, compensar o tempo perdido.

Finalmente, após trinta e pouco anos de trabalho, João se aposentou. Há cinco anos já havia deixado o PS privado, mas continuava no público e na escola técnica.

Mas hoje foi seu último dia de trabalho. Agora João está deitado em sua cama, ao lado de Marina, que dorme profundamente. São tantos planos de viagem... E ele adormece, com uma sensação de paz, com a vontade de começar de novo, fazer diferente dali em diante, ser melhor, viver a vida...

Marina levantou mais cedo naquele primeiro dia da aposentadoria de João. Queria fazer-lhe uma surpresa: preparou o café da manhã com tudo o que João gostava e arrumou a refeição na mesinha do trailer, nunca antes usada. Esperou e nada... Resolveu então entrar no quarto, estranhando o fato de João ainda não ter ser levantado. Mesmo nos dias de folga, ele nunca dormia até as dez da manhã! Chamou João, e nada. Tentou virá-lo e percebeu que ele estava frio e imóvel. Desesperada, chamou Felipe, que ligou para o resgate. Mas não deu tempo... João estava morto. Tinha tido um infarto agudo do miocárdio, fulminante...

Como João Carlos e tantos outros, o ser humano vive em busca da autorealização, subjetivamente representada como felicidade, que nada mais é do que a experiência suscetível de realçar o *eu*[2], levando ao desenvolvimento e ao amadurecimento. É um processo contínuo e gradativo de crescimento e de autoconhecimento, no qual as experiências positivas são destacadas. Mas onde o tempo se insere nesse processo? Para Rogers[3], ele é condição necessária para o estabelecimento do relacionamento interpessoal verdadeiro, em que impera a congruência, que permite compreender o outro e a si mesmo e propicia o desenvolvimento. Assim, *é preciso tempo para estar com o outro*, tempo dedicado ao relacionamento interpessoal, para que haja maior compreensão do eu e do outro e, conseqüentemente, o ser humano possa se autoconhecer, permitindo o realce das experiências positivas que levam à auto-realização. Portanto, *é preciso tempo para ser feliz*.

Parece que o homem tem feito mau uso do tempo na busca da auto-realização. Essa afirmação poderá ser comprovada como verdadeira se analisarmos algumas facetas do comportamento humano no atual contexto que vivenciamos, uma verdadeira crise paradigmática, em que o homem parece ainda não estar bem situado.

Em primeiro lugar, o ser humano demonstra ainda não ter bem definido o que é a felicidade e, conseqüentemente, não sabe o que busca. Desse modo, algumas pessoas passam a vida toda fazendo uso indevido do tempo e manifestando incongruência em uma frenética busca por algo que dificilmente irá encontrar, porque, além de não definir exatamente o que busca, não sabe onde procurar.

Desta realidade, é possível lembrar dos mais variados exemplos, que não os de João Carlos: o homem que troca freqüentemente de emprego e nunca está satisfeito porque sempre tem alguma coisa ruim: a remuneração, ou o chefe, ou o percurso até o trabalho, ou a equipe, ou o horário etc. etc. Do mesmo modo, aqueles que nunca estão contentes com a aparência: as loiras escurecem e as morenas clareiam o cabelo, os gordinhos fazem dietas mirabolantes e os magros implantam silicone nos locais onde gostariam de ser mais avantajados.

Assim, perde-se tempo buscando a auto-realização, e quando passa por ela o indivíduo é incapaz de notá-la, pois está ocupado demais remoendo as pequenas dificuldades do dia-a-dia e criticando a si mesmo e o outro.

A todo momento o homem é instigado pela sociedade e pela mídia: produza mais, trabalhe mais, compre mais, seja mais, viva mais, corra mais. É sempre mais em menos tempo e nunca melhor. Até mesmo a morte, final comum de todos nós, foi influenciada pela busca do quantitativo da vida, que é prolongada à custa de aparelhos, tubos, fios e sofrimento de pacientes sem possibilidades de cura.

É relevante o fato de que nossa cultura ocidental e capitalista instiga o homem a buscar a realização em conquistas e ganhos materiais. Parece que vivenciamos uma inversão de valores, com a coisificação das pessoas e a valorização dos bens materiais e do *status* social[5]. É comum a percepção de que a felicidade é um estado de satisfação alcançado quando se atinge alta estabilidade financeira e certo grau de influência sobre os outros, ou seja, dinheiro e poder determinam a auto-realização.

Percebemos que *a tendência do homem é buscar a realização em algo externo ao eu e que gasta grande parte do seu tempo, tempo este irrecuperável, dedicando-se a esse objetivo, não valorizando o outro e o eu, suas maiores fontes de aprendizado e realização.* Disso resulta incongruência e o processo de crescimento é frustrado, uma vez que não há concordância entre a consciência, a experiência e a comunicação. Um exemplo clássico é o do homem que trabalha 14 horas por dia e queixa-se de não ter tempo para dedicar à família e aos amigos.

Outro aspecto que merece destaque relacionado à má utilização do tempo é que no contexto do atual desenvolvimento tecnológico que vivenciamos o relacionamento interpessoal foi prejudicado. Gastamos horas interagindo com o outro em salas de papo *on-line*, assistindo TV, manipulando aparelhos e engenhocas ou batendo papo ao telefone enquanto dirigimos ou fazemos as mais variadas tarefas, nos privando de estabelecer a comunicação interpessoal em sua totalidade, na dimensão verbal e não-verbal.

A internet, o telefone celular e as outras formas modernas e interativas de comunicação ainda não possibilitam a captação e a compreensão dos sinais não-verbais emitidos pelo outro, que propiciam a percepção da congruência e permitem a compreensão empática e o estabelecimento do relacionamento interpessoal verdadeiro, que leva os indivíduos à satisfação e ao crescimento. *Assim, perdemos tempo estabelecendo uma comunicação superficial, tempo que poderia ser utilizado para a interação face a face, que propicia crescimento e satisfação própria e do outro.*

A má administração do tempo é o grande problema do homem moderno. Mas será que falta tempo para nos relacionarmos, para nos comunicarmos com o outro? Acredito que não. Parece que o que falta é a sensibilização do indivíduo, que depende da reinversão dos valores e outros fatores, no âmbito individual e no coletivo.

Porém, é mais fácil utilizar a falta de tempo como desculpa para aquilo que deixamos de fazer pelos mais diversos motivos. Penso que, no caso da comunicação interpessoal, a falta de tempo é uma desculpa para o indivíduo não perceber o outro e, conseqüentemente, a si mesmo. Por que isso? Talvez por medo. Medo de não saber lidar com aquilo que vai encontrar, aquilo que é desconhecido e lhe causa medo. Temor de encarar seus medos...

O tempo é vida e a vida um dia acaba. Acabou o tempo do João Carlos, assim como um dia vai acabar para mim e para você. Cabe a todos nós aprendermos a usar o tempo para o crescimento pessoal.

> "Será que é tempo que lhe falta pra perceber?
> Será que temos esse tempo pra perder?
> E quem quer saber?
> A vida é tão rara..."
>
> *Arnaldo Brandão, Cazuza*

REFERÊNCIAS

1. SILVA, M. J. P. *Comunicação tem remédio*. São Paulo, Loyola, 2002.
2. LITLEJOHN, S. W. *Fundamentos teóricos da comunicação humana*. Rio de Janeiro, Guanabara Koogan, 1988.
3. ROGERS, C. R. *Tornar-se pessoa*. São Paulo, Martins Fontes, 1991.
4. ROGERS, C. R. *Terapia centrada no cliente*. São Paulo, Martins Fontes, 1964.
5. PESSINI, L., BERTACHINI, L. *Humanização e cuidados paliativos*. São Paulo, Loyola, 2004.

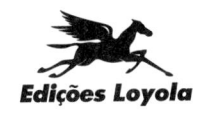

DISTRIBUIDORES DE EDIÇÕES LOYOLA

Se o(a) senhor(a) não encontrar qualquer um de nossos livros em sua livraria preferida ou em nossos distribuidores, faça o pedido por reembolso postal à:

Rua 1822 nº 347, Ipiranga – CEP 04216-000 – São Paulo, SP
Caixa Postal 42.335 – CEP 04218-970 – São Paulo, SP
Tel.: 11 6914-1922 – **Fax:** 11 6163-4275
vendas@loyola.com.br www.loyola.com.br

BAHIA

LIVRARIA E DISTRIBUIDORA MULTICAMP LTDA.
Rua Direita da Piedade, 203 – Piedade
Tel.: (71) 2101-8010 / 2101-8009
Telefax: (71) 3329-0109
40070-190 Salvador, BA
multicamp@uol.com.br

MINAS GERAIS

ASTECA DISTRIBUIDORA DE LIVROS LTDA.
Rua Costa Monteiro, 50 e 54
Bairro Sagrada Família
Tel.: (31) 3423-7979 • Fax: (31) 3424-7667
31030-480 Belo Horizonte, MG
distribuidora@astecabooks.com.br

MÃE DA IGREJA LTDA.
Rua São Paulo, 1054/1233 – Centro
Tel.: (31) 3213-4740 / 3213-0031
30170-131 Belo Horizonte, MG
maedaigrejabh@wminas.com

RIO DE JANEIRO

ZÉLIO BICALHO PORTUGAL CIA. LTDA.
Vendas no Atacado e no Varejo
Av. Presidente Vargas, 502 – sala 1701
Telefax: (21) 2233-4295 / 2263-4280
20071-000 Rio de Janeiro, RJ
zeliobicalho@prolink.com.br

EDITORA VOZES LTDA – SEDE
Rua Frei Luis, 100 – Centro
25689-900 Petrópolis, RJ
Tel.: (24) 2233-9017 • Fax: (24) 2246-5552
vozes62@uol.com.br

RIO GRANDE DO SUL

LIVRARIA E EDITORA PADRE REUS
Rua Duque de Caxias, 805
Tel.: (51) 3224-0250 • Fax: (51) 3228-1880
90010-282 Porto Alegre, RS
livrariareus@livraria-padre-reus.com.br

SÃO PAULO

DISTRIBUIDORA LOYOLA DE LIVROS LTDA.
Vendas no Atacado
Rua São Caetano, 959 – Luz
Tel.: (11) 3322-0100 • Fax: (11) 3322-0101
01104-001 São Paulo, SP
vendasatacado@livrarialoyola.com.br

LIVRARIAS PAULINAS
Via Raposo Tavares, km 19,145
Tel.: (11) 3789-1425 / 3789-1423
Fax: (11) 3789-3401
05577-300 São Paulo, SP
expedicao@paulinas.org.br

REVENDEDORES DE EDIÇÕES LOYOLA

AMAZONAS

EDITORA VOZES LTDA.
Rua Costa Azevedo, 105 – Centro
Tel.: (92) 3232-5777 • Fax: (92) 3233-0154
69010-230 Manaus, AM
vozes61@uol.com.br

LIVRARIAS PAULINAS
Av. 7 de Setembro, 665
Tel.: (92) 3633-4251 / 3233-5130
Fax: (92) 3633-4017
69005-141 Manaus, AM
livmanaus@paulinas.org.br

BAHIA

EDITORA VOZES LTDA.
Rua Carlos Gomes, 698A –
Conjunto Bela Center – loja 2
Tel: (71) 3329-5466 • Fax: (71) 3329-4749
40060-410 Salvador, BA
vozes20@uol.com.br

LIVRARIAS PAULINAS
Av. 7 de Setembro, 680 – São Pedro
Tel.: (71) 3329-2477 / 3329-3668
Fax: (71) 3329-2546
40060-001 Salvador, BA
livsalvador@paulinas.org.br

BRASÍLIA

EDITORA VOZES LTDA.
SCLR/Norte – Q. 704 – Bloco A n. 15
Tel.: (61) 3326-2436 • Fax: (61) 3326-2282
70730-516 Brasília, DF
vozes09@uol.com.br

LIVRARIAS PAULINAS
SCS – Q. 05 / Bl. C / Lojas 19/22 – Centro
Tel.: (61) 3225-9595 • Fax: (61) 3225-9219
70300-500 Brasília, DF
livbrasilia@paulinas.org.br

CEARÁ

EDITORA VOZES LTDA.
Rua Major Facundo, 730
Tel.: (85) 3231-9321 • Fax: (85) 3231-4238
60025-100 Fortaleza, CE
vozes23@uol.com.br

LIVRARIAS PAULINAS
Rua Major Facundo, 332
Tel.: (85) 226-7544 / 226-7398
Fax: (85) 226-9930
60025-100 Fortaleza, CE
livfortaleza@paulinas.org.br

ESPÍRITO SANTO

LIVRARIAS PAULINAS
Rua Barão de Itapemirim, 216 – Centro
Tel.: (27) 3223-1318 / 0800-15-712
Fax: (27) 3222-3532
29010-060 Vitória, ES
livvitoria@paulinas.org.br

GOIÁS

EDITORA VOZES LTDA.
Rua 3, nº 291
Tel.: (62) 3225-3077 • Fax: (62) 3225-3994
74023-010 Goiânia, GO
vozes27@uol.com.br

LIVRARIA ALTERNATIVA
Rua 70, nº 124 – Setor Central
Tel.: (62) 3229-0107 / 3224-4292
Fax: (62) 3212-1035
74055-120 Goiânia, GO
distribuidora@livrariaalternativa.com.br

LIVRARIAS PAULINAS
Av. Goiás, 636
Tel.: (62) 224-2585 / 224-2329
Fax: (62) 224-2247
74010-010 Goiânia, GO
livgoiania@paulinas.org.br

MARANHÃO

EDITORA VOZES LTDA.
Rua da Palma, 502 – Centro
Tel.: (98) 3221-0715 • Fax: (98) 3222-9013
65010-440 São Luís, MA
livrariavozes@terra.com.br

LIVRARIAS PAULINAS
Rua de Santana, 499 – Centro
Tel.: (98) 232-3068 / 232-3072
Fax: (98) 232-2692
65015-440 São Luís, MA
fspsaoluis@elo.com.br

MATO GROSSO

EDITORA VOZES LTDA.
Rua Antônio Maria Coelho, 197A
Tel.: (65) 3623-5307 • Fax: (65) 3623-5186
78005-970 Cuiabá, MT
vozes54@uol.com.br

MINAS GERAIS

ASTECA DISTRIBUIDORA DE LIVRO LTDA.
Av. Dr. Cristiano Guimarães, 2127
sala 108 – Planalto
Tel.: (31) 3443-2990
31720-300 Belo Horizonte, MG

EDITORA VOZES LTDA.
Rua Sergipe, 120 – loja 1
Tel.: (31) 3226-9010 • Fax: (31) 3226-7797
30130-170 Belo Horizonte, MG
vozes04@uol.com.br

Rua Tupis, 114
Tel.: (31) 3273-2538 • Fax: (31) 3222-4482
30190-060 Belo Horizonte, MG
vozes32@uol.com.br

Rua Espírito Santo, 963
Tel.: (32) 3215-9050 • Fax: (32) 3215-8061
36010-041 Juiz de Fora, MG
vozes35@uol.com.br

LIVRARIAS PAULINAS
Av. Afonso Pena, 2142
Tel.: (31) 3269-3700 • Fax: (31) 3269-3730
30130-007 Belo Horizonte, MG
livbelohorizonte@paulinas.org.br

Rua Curitiba, 870 – Centro
Tel.: (31) 3224-2832 • Fax: (31) 3224-2208
30170-120 Belo Horizonte, MG
gerencialivbelohorizonte@paulinas.org.br

PARÁ

LIVRARIAS PAULINAS
Rua Santo Antônio, 278 – B. do Comércio
Tel.: (91) 3241-3607 / 3241-4845
Fax: (91) 3224-3482
66010-090 Belém, PA
livbelem@paulinas.org.br

PARANÁ

EDITORA VOZES LTDA.
Rua Pamphilo de Assumpção, 554 – Centro
Tel.: (41) 3333-9812 • Fax: (41) 3332-5115
80220-040 Curitiba, PR
vozes21@uol.com.br

Rua Emiliano Perneta, 332 – loja A
Telefax: (41) 3233-1392
80010-050 Curitiba, PR
vozes64@uol.com.br

Rua Senador Souza Naves, 158-C
Tel.: (43) 3337-3129 • Fax: (43) 3325-7167
86020-160 Londrina, PR
vozes41@uol.com.br

LIVRARIAS PAULINAS
Rua Voluntários da Pátria, 225
Tel.: (41) 3224-8550 • Fax: (41) 3223-1450
80020-000 Curitiba, PR
livcuritiba@paulinas.org.br

Av. Getúlio Vargas, 276 – Centro
Tel.: (44) 226-3536 • Fax: (44) 226-4250
87013-130 Maringá, PR
livmaringa@paulinas.org.br

PERNAMBUCO, PARAÍBA, ALAGOAS, RIO GRANDE DO NORTE E SERGIPE

EDITORA VOZES LTDA.
Rua do Príncipe, 482
Tel.: (81) 3423-4100 • Fax: (81) 3423-7575
50050-410 Recife, PE
vozes10@uol.com.br

LIVRARIAS PAULINAS
Rua Duque de Caxias, 597 – Centro
Tel.: (83) 241-5591 / 241-5636 • Fax: (83) 241-6979
58010-821 João Pessoa, PB
livjpessoa@paulinas.org.br

Rua Joaquim Távora, 71
Tel.: (82) 326-2575 • Fax: (82) 326-6561
57020-320 Maceió, AL
livmaceio@paulinas.org.br

Rua João Pessoa, 224 – Centro
Tel.: (84) 212-2184 • Fax: (84) 212-1846
59025-200 Natal, RN
livnatal@paulinas.org.br

Rua Frei Caneca, 59 – Loja 1
Tel.: (81) 3224-5812 / 3224-6609
Fax: (81) 3224-9028 / 3224-6321
50010-120 Recife, PE
livrecife@paulinas.org.br

RIO DE JANEIRO

EDITORA VOZES LTDA.
Rua México, 174 – Sobreloja – Centro
Telefax: (21) 2215-0110 / 2533-8358
20031-143 Rio de Janeiro, RJ
vozes42@uol.com.br

LIVRARIAS PAULINAS
Rua 7 de Setembro, 81-A
Tel.: (21) 2232-5486 • Fax: (21) 2224-1889
20050-005 Rio de Janeiro, RJ
livjaneiro@paulinas.org.br

Rua Dagmar da Fonseca, 45
Loja A/B – Bairro Madureira
Tel.: (21) 3355-5189 / 3355-5931
Fax: (21) 3355-5929
21351-040 Rio de Janeiro, RJ
livmadureira@paulinas.org.br

Rua Doutor Borman, 33 – Rink
Tel.: (21) 2622-1219 • Fax: (21) 2622-9940
24020-320 Niterói, RJ
livniteroi@paulinas.org.br

ZÉLIO BICALHO PORTUGAL CIA. LTDA.
Rua Marquês de S. Vicente, 225 – PUC
Prédio Cardeal Leme – Pilotis
Telefax: (21) 2511-3900 / 2259-0195
22451-041 Rio de Janeiro, RJ

Centro Tecnologia – Bloco A – UFRJ
Ilha do Fundão – Cidade Universitária
Telefax: (21) 2290-3768 / 3867-6159
21941-590 Rio de Janeiro, RJ
livrarialiança@prolink.com.br

RIO GRANDE DO SUL

EDITORA VOZES LTDA.
Rua Riachuelo, 1280
Tel.: (51) 3226-3911 • Fax: (51) 3226-3710
90010-273 Porto Alegre, RS
vozes05@uol.com.br

LIVRARIAS PAULINAS
Rua dos Andradas, 1212 – Centro
Tel.: (51) 3221-0422 • Fax: (51) 3224-4354
90020-008 Porto Alegre, RS
livpalegre@paulinas.org.br

RONDÔNIA

LIVRARIAS PAULINAS
Rua Dom Pedro II, 864 – Centro
Tel.: (69) 3224-4522 • Fax: (69) 3224-1361
78900-010 Porto Velho, RO
fsp-pvelho@ronet.org.br

SANTA CATARINA

EDITORA VOZES
Rua Jerônimo Coelho, 308
Tel.: (48) 3222-4112 • Fax: (48) 3222-1052
88010-030 Florianópolis, SC
vozes45@uol.com.br

SÃO PAULO

DISTRIB. LOYOLA DE LIVROS LTDA.
Vendas no Varejo
Rua Senador Feijó, 120
Telefax: (11) 3242-0449
01006-000 São Paulo, SP
senador@livrarialoyola.com.br

Rua Barão de Itapetininga, 246
Tel.: (11) 3255-0662 • Fax: (11) 3231-2340
01042-001 São Paulo, SP
loyola_barao@terra.com.br

Rua Quintino Bocaiúva, 234 – Centro
Tel.: (11) 3105-7198 • Fax: (11) 3242-4326
01004-010 São Paulo, SP
atendimento@livrarialoyola.com.br

EDITORA VOZES LTDA.
Rua Senador Feijó, 168
Tel.: (11) 3105-7144 • Fax: (11) 3105-7948
01006-000 São Paulo, SP
vozes03@uol.com.br

Rua Haddock Lobo, 360
Tel.: (11) 3256-0611 • Fax: (11) 3258-2841
01414-000 São Paulo, SP
vozes16@uol.com.br

EDITORA VOZES LTDA.
Rua dos Trilhos, 627 – Mooca
Tel.: (11) 6693-7944 • Fax: (11) 6693-7355
03168-010 São Paulo, SP
vozes37@uol.com.br

Rua Barão de Jaguara, 1097
Tel.: (19) 3231-1323 • Fax: (19) 3234-9316
13015-002 Campinas, SP
vozes40@uol.com.br

CENTRO DE APOIO AOS ROMEIROS
Setor "A", Asa "Oeste"
Rua 02 e 03 – Lojas 111 / 112 e 113 / 114
Tel.: (12) 564-1117 • Fax: (12) 564-1118
12570-000 Aparecida, SP
vozes56@uol.com.br

LIVRARIAS PAULINAS
Rua Domingos de Morais, 660 – V. Mariana
Tel.: (11) 5081-9330
Fax: (11) 5549-7825 / 5081-9366
04010-100 São Paulo, SP
livdomingos@paulinas.org.br

Rua XV de Novembro, 71
Tel.: (11) 3106-4418 / 3106-0602
Fax: (11) 3106-3535
01013-001 São Paulo, SP
liv15@paulinas.org.br

LIVRARIAS PAULINAS
Av. Marechal Tito, 981 – São Miguel Paulista
Tel.: (11) 6297-5756 • Fax: (11) 6956-0162
08010-090 São Paulo, SP
livsmiguel@paulinas.org.br

PORTUGAL

MULTINOVA UNIÃO LIV. CULT.
Av. Santa Joana Princesa, 12 E
Tel.: 00xx351 21 842-1820 / 848-3436
1700-357 Lisboa, Portugal

DISTRIB. DE LIVROS VAMOS LER LTDA.
Rua 4 de infantaria, 18-18A
Tel.: 00xx351 21 388-8371 / 60-6996
1350-006 Lisboa, Portugal

EDITORA VOZES
Av. 5 de outubro, 23
Tel.: 00xx351 21 355-1127
Fax: 00xx351 21 355-1128
1050-047 Lisboa, Portugal
vozes@mail.telepac.pt

Este livro foi composto nas famílias tipográficas
Gilsans, Mnion e *Times New Roman*
e impresso em papel *Offset 75g*

Edições Loyola
Editoração, Impressão e Acabamento
Rua 1822, n. 347 • Ipiranga
04216-000 SÃO PAULO, SP
Tel.: (0**11) 6914-1922